全国中医药行业高等教育“十四五”规划教材
全国高等中医药院校规划教材（第十一版）
配套用书

中医诊断学习题集

（第五版）

（供中医学、针灸推拿学、中西医临床医学专业用）

主　编　李灿东（福建中医药大学）
　　　　方朝义（河北中医学院）
副主编　李　峰（北京中医药大学）
　　　　董昌武（安徽中医药大学）
　　　　胡志希（湖南中医药大学）
　　　　魏　红（辽宁中医药大学）
　　　　成词松（成都中医药大学）

中国中医药出版社
·北　京·

图书在版编目（CIP）数据

中医诊断学习题集 / 李灿东，方朝义主编 .—5 版 .—北京：中国中医药出版社，2022.7（2025. 3重印）

全国中医药行业高等教育“十四五”规划教材配套用书

ISBN 978 - 7 - 5132 - 7581 - 1

Ⅰ . ①中…　Ⅱ . ①李… ②方…　Ⅲ . ①中医诊断学—中医学院—习题集

Ⅳ . ① R241-44

中国版本图书馆 CIP 数据核字（2022）第 071515 号

中国中医药出版社出版

北京经济技术开发区科创十三街 31 号院二区 8 号楼

邮政编码　100176

传真　010-64405721

河北省武强县画业有限责任公司印刷

各地新华书店经销

开本 787×1092　1/16　印张 13.5　字数 300 千字

2022 年 7 月第 5 版　2025 年 3 月第 5 次印刷

书号　ISBN 978 - 7 - 5132 - 7581 - 1

定价　48.00 元

网址　www.cptcm.com

服 务 热 线　010-64405510

购 书 热 线　010-89535836

维 权 打 假　010-64405753

微信服务号　zgzyycbs

微商城网址　https://kdt.im/LIdUGr

官 方 微 博　http://e.weibo.com/cptcm

天猫旗舰店网址　https://zgzyycbs.tmall.com

如有印装质量问题请与本社出版部联系（010-64405510）

全国中医药行业高等教育“十四五”规划教材
全国高等中医药院校规划教材（第十一版） 配套用书

《中医诊断学习题集》编委会

主　编　李灿东（福建中医药大学）
　　　　　方朝义（河北中医学院）

副主编　李　峰（北京中医药大学）
　　　　　董昌武（安徽中医药大学）
　　　　　胡志希（湖南中医药大学）
　　　　　魏　红（辽宁中医药大学）
　　　　　成词松（成都中医药大学）

编　委（以姓氏笔画为序）
　　　　　于志峰（天津中医药大学）
　　　　　王郁金（陕西中医药大学）
　　　　　王香婷（河北中医学院）
　　　　　王雪梅（云南中医药大学）
　　　　　车志英（河南中医药大学）
　　　　　师建平（内蒙古医科大学）
　　　　　任　健（山东中医药大学）
　　　　　刘文兰（首都医科大学）
　　　　　刘亚梅（广州中医药大学）
　　　　　刘晓谷（浙江中医药大学）
　　　　　关慧波（黑龙江中医药大学）
　　　　　孙　立（暨南大学中医学院）
　　　　　杜彩凤（山西中医药大学）
　　　　　沈　会（大连医科大学）
　　　　　沈宏春（西南医科大学）
　　　　　张广梅（青海大学）
　　　　　张星平（新疆医科大学）
　　　　　陈　锐（长春中医药大学）
　　　　　陈云志（贵州中医药大学）
　　　　　陈少东（厦门大学医学院）
　　　　　林雪娟（福建中医药大学）

姜瑞雪（湖北中医药大学）
祝美珍（广西中医药大学）
贾育新（甘肃中医药大学）
徐　征（南京中医药大学）
唐利龙（宁夏医科大学）
黄学宽（重庆医科大学）
程绍民（江西中医药大学）
燕海霞（上海中医药大学）
秘　书　王　洋（福建中医药大学）

编写说明

本书是《中医诊断学》教材的配套教学用书，以习题形式为学生学习提供参考，方便学生对知识点进行复习、巩固、强化，可供高等中医药院校本科生、成人教育学生、执业资格考试人员及其他学习中医药的人员参考使用。

本书由全国中医药行业高等教育“十四五”规划教材《中医诊断学》编委会成员编写，参考了以往教材配套教学习题集，出题的范围与该教材教学大纲保持一致。习题覆盖了教材内容的全部知识点，对必须掌握的基本知识、重点内容以变换题型的方式给予强化。为便于同步复习，习题集与教材的相应章节顺序保持一致。各章习题之后均附有答案和部分试题解析，书末附有5份模拟试卷，供学习者自我测试，以便及时了解学习掌握情况。

本书的编写得到了全国中医药院校中医诊断学界同行的积极参与支持，在此表示感谢！若书中仍有不足之处，敬请读者提出宝贵意见，以便再版时修订完善。

《中医诊断学习题集》编委会

2022年2月

题型及答题规则

A 型题：即单项最佳选择题，包括单项最佳肯定选择题和单项最佳否定选择题。由一个题干与五个备选答案组成。从备选答案中选择一个最恰当的作为答案，在（　　）中填入所选答案号。

B 型题：即配伍题，由一组备选答案与几个问题组成的题干构成。备选答案超过 5 个者称扩展 B 型题。每一问题（题干）选择一个与其关系最密切的答案，在（　　）中填入所选答案号。

X 型题：即多项选择题，由一个题干与 5 个备选答案组成。可从备选答案中选择多项与问题有关的答案，在（　　）中填入所选答案号，须全部选准方可计分。

是非题：对所述内容进行是非判断，在（　　）中正确填√，错误填 ×。

填空题：在空格上填入适当内容。

名词解释：就所提问的名词进行解释。

简答题：简要回答所提问题。

判断说明题：先对题干所述内容进行判断，在（　　）内计√或 ×。然后阐述该题正确或错误的理由。

论述题：就所提问题进行论述。

病例分析题：对所介绍的病例，按要求进行辨证（和 / 或疾病）诊断、辨证分析等回答。

目 录

绪论……………………………… 1
习题 ……………………………… 1
参考答案 ………………………… 4

第一章 望诊……………………… 6
习题 ……………………………… 6
参考答案 …………………………26

第二章 闻诊………………………38
习题 ………………………………38
参考答案 …………………………44

第三章 问诊………………………47
习题 ………………………………47
参考答案 …………………………59

第四章 切诊………………………65
习题 ………………………………65
参考答案 …………………………83

第五章 八纲辨证…………………92
习题 ………………………………92
参考答案 ……………………… 103

第六章 病性辨证……………… 109
习题 …………………………… 109
参考答案 ……………………… 118

第七章 病位辨证……………… 126
习题 …………………………… 126
参考答案 ……………………… 144

第八章 中医诊断思维与应用… 157
习题 …………………………… 157
参考答案 ……………………… 162

第九章 中医医案与病历书写… 166
习题 …………………………… 166
参考答案 ……………………… 168

模拟试卷……………………… 170
试卷一 ………………………… 170
试卷二 ………………………… 175
试卷三 ………………………… 180
试卷四 ………………………… 185
试卷五 ………………………… 191

模拟试卷参考答案…………… 197
试卷一参考答案 ……………… 197
试卷二参考答案 ……………… 199
试卷三参考答案 ……………… 201
试卷四参考答案 ……………… 202
试卷五参考答案 ……………… 204

绪 论

习 题

一、A 型题

1. 中医诊断学的基本原理与近代控制论的“黑箱”理论相似之处是哪项（　　）
   A. 以常衡变　　B. 见微知著　　C. 司外揣内
   D. 四诊合参　　E. 整体审察
2. 下述哪项不是中医诊断的内容（　　）
   A. 收集病情资料　　B. 判断健康与否　　C. 做出疾病诊断
   D. 辨别确定证名　　E. 提出治疗原则
3. 病人的病情表现不宜称作（　　）
   A. 症状　　B. 病候　　C. 病机
   D. 病形　　E. 病状
4. 下列哪项属于“症状”（　　）
   A. 心烦失眠　　B. 喉中痰鸣　　C. 腹如舟状
   D. 脉细无力　　E. 舌苔薄黄
5. 下述哪项属于“体征”（　　）
   A. 头晕头重　　B. 恶心欲吐　　C. 神疲乏力
   D. 手指麻木　　E. 大便腥臭
6. 下列哪项不是中医诊断学的主要内容（　　）
   A. 诊法　　B. 诊病　　C. 病历书写
   D. 治法　　E. 辨证
7. 下列哪项属于“病”的概念（　　）
   A. 湿热　　B. 胸闷　　C. 内风
   D. 麻疹　　E. 气滞
8. 下列哪项不属于“病”的概念（　　）
   A. 麻疹　　B. 胸痹　　C. 悬饮
   D. 痢疾　　E. 脾虚
9. 下列哪项最能说明中医诊断的基本原理（　　）

A. 整体审察　B. 司外揣内　C. 四诊合参
D. 病证结合　E. 治病求本

10. 下列哪项不属于“病”的概念（　　）
A. 锁骨骨折　B. 肝阳化风　C. 疫毒痢
D. 蛔厥　E. 白喉

11. 下列哪项不是“证名”（　　）
A. 肝阳化风　B. 烂喉丹痧　C. 脾肾阳虚
D. 痰热壅肺　E. 膀胱湿热

12. 下列哪项不属于“证”的概念（　　）
A. 心阳虚　B. 卫分证　C. 肝血虚
D. 肝火盛　E. 消渴

13. “见微知著”的诊断原理最主要是指（　　）
A. 从轻微的表现预测严重的病变
B. 从局部的微小变化测知整体状态
C. 从隐蔽的症状测知明显的症状
D. 从易忽略的体征中求得病情
E. 运用特殊诊法诊断出病证

二、B 型题

A. 腰膝酸软　B. 膀胱湿热　C. 血行不畅
D. 胃肠病变　E. 封藏失职　F. 面色苍白
G. 妊娠恶阻　H. 外感风寒

1. 上述哪项属于病名（　　）
2. 上述哪项属于证名（　　）
3. 上述哪项属于体征（　　）

A. 张仲景　B. 华佗　C. 李时珍
D. 王叔和　E. 扁鹊

4.《濒湖脉学》的作者是（　　）
5.《脉经》的作者是（　　）

A. 认为四诊是神圣工巧的技能
B. 论脏腑寒热虚实生死顺逆之法
C. 对病因辨证的理法较为完善
D. 最早创立对黄疸进行实验观察
E. 论述病源与病候的专著

6.《诸病源候论》的突出贡献是（　　）

7.《中藏经》的主要内容之一是（　　）

三、X 型题

1. 下述哪些属于“体征”（　　）
A. 耳鸣　　B. 脉浮　　C. 神昏
D. 口苦　　E. 下肢浮肿
2. 下述哪些属于“症状”（　　）
A. 胸闷　　B. 舌淡红　　C. 头痛
D. 呕吐　　E. 腹胀
3. 下列哪些属于中医诊断的基本原理（　　）
A. 四诊合参　　B. 见微知著　　C. 司外揣内
D. 因发知受　　E. 以常衡变

四、是非题

1. 临床诊病时一定要按望闻问切的顺序进行。（　　）
2. “辨病”与“辨证”的含义相同。（　　）

五、填空题

1. “证名”是对疾病当前阶段的________、________等本质所作的概括。
2. “证”包括________、________、________、________等概念。
3. 病历又称________，古称________。病历应记录的内容主要包括________、________、________、________。
4. 中医诊断的基本原则有________、________、________、________。
5. 中医诊断的基本原理有________、________、________、________。

六、简答题

1. 整体审察的含义有哪两方面？
2. 何谓“证型”？
3. 简述病历要求主要记录哪些内容。
4. 中医诊断的基本原理是哪几点？
5. 据《素问・阴阳应象大论》“以我知彼，以表知里，以观过与不及之理，见微得过，用之不殆”的原文，阐释中医诊断的基本原理。
6. 中医诊断的“以常衡变”为何意？

七、论述题

1. 何谓“证”“症”？二者有何区别与联系？
2. 试举例说明“司外揣内”的含义。

3. 举出三种中医诊断“见微知著”的典型例证。
4. 诊病时为什么要“四诊合参”？
5. 为什么说“熟读王叔和，不如临证多”？

参考答案

一、A 型题

1.C 2.E 3.C 4.A 5.E 6.D 7.D 8.E 9.B 10.B 11.B
12.E（答案分析：消渴为病名，其余均是常见证名，故为 E）
13.B（答案分析：“见微知著”的本义为从微小、局部的变化测知明显、整体的状态，故为 B）

二、B 型题

1.G 2.B 3.F 4.C 5.D 6.E 7.B

三、X 型题

1.BCE 2.ACE 3.BCDE

四、是非题

1.×（临床诊病时，有时是望色在先，有时是闻声在先，有时是问病在先，并不都是按问望闻切或望闻问切的固定顺序进行）
2.×（病是对疾病全过程的特点与规律所作的概括总结与抽象，证是对疾病过程中所处一定阶段的病位、病性等所作的病理性概括。病注重从贯穿疾病始终的根本矛盾上认识病情，证主要是从机体对致病因素反应状态上认识病情）

五、填空题

1. 病位，病性
2. 证名，证型，证候，证素
3. 病案，诊籍；病情，病史，诊断，治疗
4. 整体审察，四诊合参，病证结合，动静统一
5. 司外揣内，见微知著，以常衡变，因发知受

六、简答题

1. 一方面是指通过诊法收集患者的临床资料时，必须从整体上进行多方面的考虑，而不能只看到局部的征象。另一方面指对病情资料进行分析时，要求注重整体性，全面分析、综合判断。

2. 临床较为常见、典型、证名规范或约定俗成的证，可称为“证型”。

3. 主要对患者的病情、病史、诊断和治疗等情况作翔实的记录。

4. 中医诊断的基本原理包括司外揣内，见微知著，以常衡变，因发知受。

5. 在认识事物时，应当采取知己知彼，从外测内，观察事物表现得太过或不及，通过微小的改变看出反常的所在，从而认识事物的本质。

6. 常，指健康的、生理的状态；变，指异常的、病理的状态。以常衡变，是指在认识正常的基础上，辨别、发现太过、不及的异常变化。

七、论述题

1. 证是对疾病过程中所处一定（当前）阶段的病位、病性等所作的病理性概括。症指疾病所反映的现象，包括“症状”“体征”，可统称为症状，或简称“症”。症是判断病种、辨别证型的主要依据，是疾病所反映的现象；而证是机体对致病因素做出的反应状态，是对疾病当前本质所作的结论。

2. 通过诊察反映于外部的征象，便有可能测知内在的变化情况，称为“司外揣内”。例如，面、睑、唇、舌、甲颜色淡白，同时伴有眩晕、心悸、多梦、肢麻、脉细无力等表现，便可测知是由于血液亏少，不能濡养脏腑、经络、组织而表现的血虚证。

3. “见微知著”，指机体的某些局部的、微小的变化，常包含着整体的生理、病理信息。通过这些微小的变化，可以测知整体的情况。例如中医对脉、面、舌、耳等的诊察，都是这一原理的体现。

4. 由于疾病是一个复杂的过程，其临床表现可体现于多个方面且千变万化，而望、闻、问、切四诊是从不同的角度了解病情和收集临床资料，各有其独特的方法与意义，不能互相取代，若要以单一的诊法进行诊察，势必造成资料收集的片面性，对诊断的准确性产生影响。因此，若要保证临床资料的全面、准确、详尽，必须强调诊法合参。

5. 中医诊断学既有理论性，又有实践性。临床病证错综复杂、千变万化，不可能像书本上所描述的那样单纯、固定，患者也不可能照章陈述，如果没有临床的实践与严格的技能训练，即便相关知识背诵得滚瓜烂熟，但在临床实践中依然无法正确理解患者的表述，不能透过现象看本质。只有通过不断的实践，才有可能做到去伪存真、去粗存精。所以，前人说“熟读王叔和，不如临证多”，阐明了理论必须同实践相结合的道理，更强调了临床实践在学习中医诊断学中的重要意义。

第一章 望 诊

习 题

一、A 型题

1. 得神的表现提示（ ）
   A. 精气充盛，体健神旺，或虽病正气未伤，属病轻
   B. 正气不足，神气不旺，属虚证或体弱
   C. 正气大伤，精气亏虚，或邪气亢盛，功能障碍，属病重
   D. 精气衰竭，阴不敛阳，虚阳外越，属病危
   E. 痰迷心窍，或痰火扰心，精神失常
2. 下列哪项属神气不足的表现（ ）
   A. 精神不振 B. 两目晦暗 C. 面色无华
   D. 形体羸瘦 E. 反应灵敏
3. 下列哪项非精亏神衰的失神表现（ ）
   A. 面色无华 B. 呼吸气微 C. 表情淡漠
   D. 神昏谵语 E. 动作艰难
4. 假神最主要的病理机制是（ ）
   A. 气血不足，精神亏损 B. 机体阴阳严重失调 C. 脏腑虚衰，功能低下
   D. 精气衰竭，正气将脱 E. 阴盛于内，格阳于外
5. 淡漠寡言，闷闷不乐，神识痴呆，喃喃自语，哭笑无常，多属于（ ）
   A. 狂病 B. 癫病 C. 痫病
   D. 卑惵 E. 脏躁
6. 突然昏倒，不省人事，口吐涎沫，口出异声，四肢抽搐，醒后如常，多属于（ ）
   A. 狂病 B. 癫病 C. 痫病
   D. 中风 E. 急惊风
7. 在《灵枢·五色》中，“庭”是指（ ）
   A. 额 B. 眉间 C. 鼻
   D. 颊侧 E. 耳门

8. 在《素问·刺热》中，左颊候（　　）
A. 肺　B. 心　C. 脾
D. 肝　E. 肾

9. 面色淡白无华，唇、舌色淡，多属（　　）
A. 气虚　B. 血虚　C. 阳虚
D. 阳虚水泛　E. 阳气暴脱

10. 阳气暴脱的病人多见（　　）
A. 面色淡白　B. 面色㿠白　C. 面色晦暗
D. 面色苍白　E. 面色青黑

11. 面黄虚浮多属（　　）
A. 脾胃气虚　B. 脾虚湿蕴　C. 肝郁脾虚
D. 阳黄　E. 阴黄

12. 面目一身俱黄，皮色鲜明如橘，属（　　）
A. 脾胃气虚　B. 脾虚湿蕴　C. 肝郁脾虚
D. 阳黄　E. 阴黄

13. 满面通红多属（　　）
A. 实热证　B. 阴虚证　C. 肝胆湿热
D. 戴阳证　E. 真寒假热证

14. 阴虚证病人多见（　　）
A. 满面通红　B. 两颧潮红　C. 泛红如妆
D. 面青颊赤　E. 乍赤乍白

15. 面色苍白，时而泛红如妆，多属（　　）
A. 实热证　B. 阴虚证　C. 肝胆湿热
D. 戴阳证　E. 阳虚证

16. 小儿惊风多见（　　）
A. 面色淡青或青黑　B. 面色与口唇青紫
C. 眉间、鼻柱、唇周发青　D. 面色青黄而无华
E. 面黑暗淡或黧黑

17. 阴虚内热，虚火灼精病人多见（　　）
A. 面黑暗淡　B. 面色黑而干焦　C. 眼眶周围发黑
D. 面色黧黑，肌肤甲错　E. 面色青黑

18. 面色紫暗黧黑，肌肤甲错，多属（　　）
A. 肾精久耗　B. 肾阳亏虚　C. 水饮内停
D. 寒湿带下　E. 瘀血日久

19. 在“望色十法”中，“散”是指（　　）
A. 面色浮显　B. 面色清明　C. 面色深浓
D. 面色疏散　E. 面色润泽

20. 在“望色十法”中，面色由夭转泽，说明（　　）
A. 病邪自里出表　B. 病变由阴转阳　C. 病变由实转虚
D. 病虽久，邪将解　E. 病变由重转轻
21. 体胖食少，神疲乏力者，属（　　）
A. 形气有余　B. 形盛气虚　C. 胃火亢盛
D. 阴虚火旺　E. 精气衰竭
22. 下列哪项属形瘦阴虚的表现（　　）
A. 形瘦能食，舌红苔黄　B. 形瘦食少，舌淡苔白　C. 形瘦颧红，潮热盗汗
D. 卧床不起，骨瘦如柴　E. 以上都不是
23. 下列哪项非阳脏人的表现（　　）
A. 体型瘦长　B. 头长　C. 颈细长
D. 肩宽胸厚　E. 体多前屈
24. 下列哪项是痰饮停肺，肺气壅滞的表现（　　）
A. 坐而仰首　B. 坐而喜俯，少气懒言　C. 但坐不得卧，卧则咳逆
D. 但卧不得坐，坐则眩晕　E. 坐卧不安
25. 病人坐而喜俯，多属（　　）
A. 咳喘肺胀　B. 水饮内停　C. 气虚体弱
D. 肺实气逆　E. 肝阳上亢
26. 下列哪项属阳证、热证、实证的表现（　　）
A. 卧时面常向内，身重不能转侧，喜静懒动
B. 卧时面常向外，身轻自能转侧，躁动不安
C. 但卧不得坐，坐则昏眩
D. 蜷卧缩足，喜加衣被
E. 喜静懒动，动之觉舒
27. 病人但卧不得坐，坐则昏眩，多属（　　）
A. 阴证、实证、热证　B. 肺气壅滞，气逆于上　C. 肺实气逆
D. 夺气脱血　E. 阳证、热证、实证
28. 小儿囟门凹陷，多属（　　）
A. 温病火邪上攻，脑髓有病　B. 吐泻伤津，营血不充
C. 肾气不足，发育不良　D. 肾阴不足，虚火上炎
E. 以上都不是
29. 小儿囟门迟闭，多属（　　）
A. 温病火邪上攻，脑髓有病　B. 吐泻伤津，气血不足
C. 肾精不足，发育不良　D. 肾阴不足，虚火上炎
E. 以上都不是
30. 发黄干枯，稀疏易落，多属（　　）
A. 精血不足　B. 血虚受风　C. 肾虚或血热

D. 疳积病　　E. 禀赋所致

31. 一侧或两侧腮部以耳垂为中心肿起，边缘不清，按之柔韧者，多属（　　）

A. 抱头火丹　　B. 发颐　　C. 痄腮
D. 阳水　　E. 阴水

32. 根据目部分属五脏理论，瞳仁属（　　）

A. 心　　B. 肺　　C. 脾
D. 肝　　E. 肾

33. 目胞浮肿，多属（　　）

A. 脾虚水肿　　B. 津液耗伤　　C. 肝胆火炽
D. 肾精耗竭　　E. 脾胃虚衰

34. 危重症病人瞳孔散大，多属（　　）

A. 脾虚水肿　　B. 气血不足　　C. 肝胆火炽
D. 肾精耗竭　　E. 脾胃虚衰

35. 耳廓瘦小而薄，多属（　　）

A. 气血亏虚　　B. 肾精亏耗　　C. 出麻先兆
D. 肾气不足　　E. 肝胆湿热熏蒸

36. 耳内流脓水，多属（　　）

A. 气血亏虚　　B. 肾精亏耗　　C. 麻疹先兆
D. 肾气不足　　E. 肝胆湿热熏蒸

37. 鼻端色青，多属（　　）

A. 气血亏虚　　B. 肺脾蕴热　　C. 阴寒腹痛
D. 胃气已衰　　E. 肾虚水停

38. 实热病人的唇色是（　　）

A. 淡白　　B. 樱红　　C. 深红
D. 青紫　　E. 青黑

39. 血行瘀滞病人的唇色是（　　）

A. 淡白　　B. 樱红　　C. 深红
D. 青紫　　E. 青黑

40. 病人口角向一侧歪斜，称为（　　）

A. 口噤　　B. 口撮　　C. 口僻
D. 口振　　E. 口动

41. 牙齿燥如枯骨者，多属（　　）

A. 胃阴已伤　　B. 阳明热甚，津液大伤　　C. 肾阴枯竭，精不上荣
D. 肾虚，虚火上炎　　E. 热极动风

42. 颈侧颌下肿块如豆，累累如串珠者，称为（　　）

A. 瘿瘤　　B. 瘰疬　　C. 痰核
D. 急喉风　　E. 梅核气

43. 颈前结喉处有肿物如瘤，可随吞咽移动者，称为（　　）
A. 瘿瘤　B. 瘰疬　C. 痰核
D. 急喉风　E. 梅核气
44. 下列哪项不符合水痘的临床表现（　　）
A. 呈椭圆形水疱　B. 大小不等　C. 晶莹明亮
D. 一齐出现　E. 皮薄易破
45. 皮肤生白色小疱疹，晶莹如粟，颗粒清楚，诊断为（　　）
A. 天花　B. 水痘　C. 白痦
D. 湿疹　E. 热气疮
46. 疮疡漫肿无头，肤色不变，无热少痛，诊断为（　　）
A. 痈　B. 无头疽　C. 疔
D. 疖　E. 有头疽
47. 下列哪项不属疹的表现（　　）
A. 色红或紫　B. 点小如粟　C. 高出皮肤
D. 抚之碍手　E. 压之不褪色
48. 肺痈的特点是（　　）
A. 痰白量多易咯　B. 痰黄黏稠有块　C. 痰少而黏难咯
D. 痰白清稀量多　E. 脓血痰气腥臭
49. 湿痰的特点是（　　）
A. 痰白量多易咯　B. 痰黄黏稠有块　C. 痰少而黏难咯
D. 痰白清稀量多　E. 脓血痰气腥臭
50. 呕吐物秽浊有酸臭味者，多属（　　）
A. 感寒　B. 胃热　C. 伤食
D. 痰饮　E. 肝胆郁热
51. 小儿指纹显于命关，多属（　　）
A. 气血旺盛，正常表现　B. 邪气入络，邪浅病轻　C. 邪气入经，邪深病重
D. 邪入脏腑，病情严重　E. 病情凶险，预后不良
52. 小儿指纹透关射甲，多属（　　）
A. 气血旺盛，正常表现　B. 邪气入络，邪浅病轻　C. 邪气入经，邪深病重
D. 邪入脏腑，病情严重　E. 病情凶险，预后不良
53. 小儿指纹色深暗者，多属（　　）
A. 表证　B. 里证　C. 虚证
D. 实证　E. 疳积
54. 小儿指纹色鲜红者，多属（　　）
A. 外感风寒表证　B. 里实热证　C. 痛症，惊风
D. 血络郁闭　E. 脾虚，疳积
55. 下列哪条经脉与舌无直接联系（　　）

A. 手太阴经　B. 足厥阴经　C. 足少阴经
D. 足太阴经　E. 手厥阴经

56. 舌尖所候的脏腑一般是（　）
A. 心肺　B. 脾胃　C. 肾
D. 膀胱　E. 肝胆

57. 舌边所候的脏腑一般是（　）
A. 心肺　B. 肝胆　C. 三焦
D. 脾胃　E. 肾

58. 下列哪项不属于正常舌象（　）
A. 舌色淡红　B. 舌质荣润　C. 舌体灵活
D. 舌体胖嫩　E. 舌苔薄白

59. 舌色淡白，常见于（　）
A. 湿热内蕴　B. 气血两虚　C. 心火上炎
D. 肝肾阴虚　E. 外感表热

60. 舌尖红可见于（　）
A. 肝火上炎　B. 心火上炎　C. 胃火亢盛
D. 相火妄动　E. 湿热蕴脾

61. 舌尖见青紫色斑点，多见于（　）
A. 心脉痹阻　B. 肝脏瘀血　C. 胃肠瘀血
D. 膀胱蓄血　E. 肾脏瘀血

62. 舌淡紫湿润，最常见于（　）
A. 气血两虚　B. 气虚血瘀　C. 气滞血瘀
D. 气不摄血　E. 寒凝血瘀

63. 舌绛紫干枯少津，可见于（　）
A. 热毒炽盛　B. 肝火上炎　C. 风热犯肺
D. 气不摄血　E. 寒凝血瘀

64. 热甚伤津，气血壅滞，其舌质可见（　）
A. 绛紫干枯　B. 舌绛湿润　C. 青紫湿润
D. 青紫晦暗　E. 绛有芒刺

65. 舌质淡嫩，苔白润，可见于（　）
A. 虚寒证　B. 实寒证　C. 表寒证
D. 假寒证　E. 血瘀证

66. 镜面舌的形成机理是（　）
A. 水湿上犯　B. 胃阴枯涸　C. 热盛伤津
D. 热入营血　E. 胃肠热结

67. 下列舌质哪一项与热证无关（　）
A. 红舌　B. 绛舌　C. 紫舌

D. 胖嫩舌　　E. 裂纹舌

68. 下列不属于望舌形的内容是（　　）

A. 裂纹舌　　B. 肿胀舌　　C. 胖大舌

D. 歪斜舌　　E. 点刺舌

69. 下列内容不属异常舌态的是（　　）

A. 颤动　　B. 歪斜　　C. 点刺

D. 强硬　　E. 痿软

70. 气血亏虚、阴液亏损可见（　　）

A. 痿软舌　　B. 强硬舌　　C. 歪斜舌

D. 颤动舌　　E. 吐弄舌

71. 病人心脾热盛，舌象可见（　　）

A. 吐弄　　B. 短缩　　C. 强硬

D. 痿软　　E. 颤动

72. 吐弄舌常见于（　　）

A. 热极生风　　B. 阳亢生风　　C. 阴虚动风

D. 疫毒攻心　　E. 小儿智力发育不全

73. 下列哪项不见裂纹舌（　　）

A. 阳气不足　　B. 阴液亏虚　　C. 血虚不润

D. 邪热炽盛　　E. 先天舌裂

74. 下列哪项不是颤动舌的原因（　　）

A. 痰饮　　B. 热盛　　C. 阴亏

D. 阳亢　　E. 血虚

75. 紫舌常见于（　　）

A. 气滞　　B. 血瘀　　C. 血虚

D. 阴虚　　E. 阳虚

76. 温热病热入营血，最常见的舌象是（　　）

A. 红舌　　B. 绛舌　　C. 青舌

D. 紫舌　　E. 淡白舌

77. 提示邪气渐盛的舌苔变化是（　　）

A. 苔由厚变薄　　B. 苔由薄变厚　　C. 苔由多变少

D. 苔由润变燥　　E. 苔骤然退去

78. 舌苔干燥多见于（　　）

A. 瘀血内阻　　B. 津液耗伤　　C. 湿浊壅滞

D. 风寒表证　　E. 食滞胃肠

79. 下列哪项属察苔质的内容（　　）

A. 润燥　　B. 白苔　　C. 黄苔

D. 灰苔　　E. 黑苔

80. 苔质致密，颗粒细小，融合成片，属（ ）
A. 滑苔 B. 腐苔 C. 腻苔
D. 润苔 E. 燥苔

81. 苔质颗粒大而疏松，形如腐渣者，为（ ）
A. 滑苔 B. 腐苔 C. 腻苔
D. 润苔 E. 燥苔

82. 阳热有余，蒸腾胃中秽浊之邪上泛，可见（ ）
A. 腐苔 B. 腻苔 C. 润苔
D. 有根苔 E. 无根苔

83. 舌苔多处剥脱，舌面仅斑驳残存少量舌苔者，称（ ）
A. 前剥苔 B. 根剥苔 C. 花剥苔
D. 类剥苔 E. 地图舌

84. 察舌苔以辨胃气之有无，主要依据是（ ）
A. 苔之厚薄 B. 苔之真假 C. 苔之颜色
D. 苔之润燥 E. 苔之偏全

85. 下列不属白苔主病的是（ ）
A. 表证 B. 寒证 C. 湿证
D. 燥热 E. 虚热

86. 苔薄白而干，多见于（ ）
A. 外感水湿 B. 脾肾阳虚 C. 水湿内停
D. 外感风热 E. 阴液亏损

87. 积粉苔常见于（ ）
A. 表寒 B. 表热 C. 痰饮
D. 食积 E. 瘟疫

88. 舌苔灰黑润滑，常见于（ ）
A. 阴寒内盛 B. 里热炽盛 C. 湿热内蕴
D. 气血两虚 E. 胃气衰败

89. 无根苔常提示（ ）
A. 寒邪犯胃 B. 胃气衰败 C. 胃阴不足
D. 热邪犯胃 E. 食滞胃脘

90. 滑苔常见于（ ）
A. 痰湿 B. 湿热 C. 实热
D. 气滞 E. 血瘀

91. 燥苔常见于（ ）
A. 外感风寒 B. 气血亏虚 C. 湿热蕴结
D. 津液不足 E. 食滞内停

92. 不出现滑苔的病证是（ ）

A. 脾阳不振　B. 水湿内停　C. 饮邪恋肺
D. 寒湿内生　E. 气滞血瘀

93. 黄燥苔多见于（　　）
A. 表热证　B. 湿热证　C. 实热证
D. 虚热证　E. 假热证

94. 黄腻苔不见于（　　）
A. 肝胆湿热　B. 湿热内蕴　C. 痰热交阻
D. 痰浊化热　E. 寒湿内停

95. 舌红少苔或无苔，可见于（　　）
A. 阴虚证　B. 阳亢证　C. 实热证
D. 表热证　E. 戴阳证

96. 舌绛少苔或无苔，可见于（　　）
A. 肝经风热　B. 胃阴不足　C. 阴虚火旺
D. 肺阴不足　E. 燥邪犯肺

97. 舌红苔薄黄，可见于（　　）
A. 里热轻证　B. 里热炽盛　C. 湿热内蕴
D. 痰热内蕴　E. 食积化热

98. 红瘦舌，黑干苔，最不见于（　　）
A. 阴虚证　B. 阴虚火旺　C. 津枯血燥
D. 胃肠热结　E. 阳虚寒盛

99. 淡红舌苔灰黑湿润，为（　　）
A. 气虚　B. 阳虚　C. 血虚
D. 阴虚　E. 湿热

100. 淡白舌中剥苔，可见于（　　）
A. 肝阴不足　B. 肾阴不足　C. 气阴不足
D. 肝肾阴虚　E. 阴虚火旺

101. 淡白舌、白腻苔，可见于（　　）
A. 气血两虚　B. 脾虚湿困　C. 胃阴不足
D. 肝肾阴虚　E. 阴虚火旺

102. 舌绛而光亮，可见于（　　）
A. 肝经热盛　B. 热入营血　C. 胃阴不足
D. 肝肾阴虚　E. 阴虚火旺

103. 患者女，60岁。突发狂躁乱动，言行失常，打人毁物，骂詈不避亲疏，诊断为（　　）
A. 痫病　B. 癫病　C. 狂病
D. 脏躁　E. 中风

104. 患者男，72岁。久病后精神萎靡，神志不清，面色晦暗无华，目无光彩，呼

吸微弱，言语断续低弱，属于（ ）

A. 少神 B. 神乱 C. 假神

D. 失神 E. 厥证

105. 患者女，45 岁。咳喘反复发作 5 年余，近日因工作劳累加重，患者坐而喜俯，神疲乏力，少气懒言，咳喘无力，舌淡，脉弱。其病机为（ ）

A. 肺实气逆 B. 肺气亏虚 C. 肺阴亏虚

D. 水饮停肺 E. 肺脾气虚

106. 患者女，25 岁。3 日前突发头面皮肤焮红灼热，肿胀疼痛，色如涂丹，压之褪色，诊断为（ ）

A. 抱头火丹 B. 大头瘟 C. 痄腮

D. 发颐 E. 水肿

107. 患者男，2 岁。口腔、舌上布满白屑，形似奶块，属于（ ）

A. 口疮 B. 鹅口疮 C. 麻疹黏膜斑

D. 积食 E. 手足口病

108. 患者男，6 岁。口腔颊黏膜近臼齿处出现微小灰白色斑点，周围绕以红晕，属于（ ）

A. 口疮 B. 鹅口疮 C. 麻疹黏膜斑

D. 疱疹 E. 手足口病

109. 患者女，25 岁。3 日前皮肤出现红斑，瘙痒，迅速肿胀，形成丘疹、水疱，破后渗液，形成红色湿润之糜烂面，属于（ ）

A. 湿疹 B. 瘾疹 C. 麻疹

D. 水痘 E. 风疹

110. 患者男，40 岁。平素急躁易怒，1 日前猝然昏倒，不省人事，口眼㖞斜，半身不遂，舌红，苔白，脉弦，其舌象可见（ ）

A. 痿软舌 B. 裂纹舌 C. 吐弄舌

D. 强硬舌 E. 齿痕舌

二、B 型题

A. 神志清楚，面色红润，目光明亮，精彩内含

B. 重病本已失神，突然神识清醒，颧赤如妆

C. 壮热烦躁，神昏谵语，四肢抽搐

D. 精神不振，面色少华，倦怠乏力

E. 精神萎靡，面色无华，形体羸瘦

1. 假神的表现是（ ）

2. 虚证失神的表现是（ ）

A. 病色 B. 主色 C. 客色

D. 善色　　E. 恶色

3. 随季节气候不同而发生轻微改变的面色，称为（　　）
4. 病人面色枯槁晦暗，称为（　　）

A. 面色㿠白浮肿　　B. 面色萎黄虚浮　　C. 面色青黄
D. 身黄色鲜明　　E. 身黄色晦暗

5. 阳虚水泛病人多见（　　）
6. 肝郁脾虚病人多见（　　）
7. 阴黄病人多见（　　）

A. 面色淡青或青黑　　B. 面色萎黄，面睑虚浮
C. 面青灰唇青紫，肢厥脉微　　D. 面色青黄
E. 眉间、鼻柱、唇周发青

8. 寒盛剧痛，气血凝滞病人多见（　　）
9. 心阳不振、心脉闭阻病人多见（　　）
10. 小儿惊风多见（　　）

A. 面色黧黑晦暗　　B. 面色黑而干焦
C. 眼眶周围发黑　　D. 面色紫暗黧黑，肌肤甲错
E. 面色淡青或青黑

11. 肾阳虚病人多见（　　）
12. 肾虚寒湿带下病人多见（　　）
13. 血瘀日久病人多见（　　）

A. 肺实气逆　　B. 肺虚体弱　　C. 阳证、热证、实证
D. 阴证、寒证、虚证　　E. 咳喘肺胀，或水饮停于胸腹

14. 坐而喜俯，少气懒言者，属（　　）
15. 卧时面常向内，身重不能转侧者，多属（　　）

A. 动风之兆　　B. 气血不足　　C. 中风
D. 癫病　　E. 狂病　　F. 痫病

16. 唇、睑、指、趾颤动者，多属（　　）
17. 卒倒神昏，口眼歪斜，半身不遂者，是（　　）
18. 卒倒神昏，口吐涎沫，四肢抽搐，醒后如常者，是（　　）

A. 先天不足，肾精亏损　　B. 火邪上攻，或脑髓有病
C. 吐泻伤津，或气血不足　　D. 肾气不足，发育不良

E. 肝阳上亢，或风痰内扰
19. 小儿囟门突起的病因是（　　）
20. 小儿囟门凹陷的病因是（　　）

A. 鼻塞流清涕　　B. 鼻塞流浊涕　　C. 鼻塞流脓涕腥臭
D. 鼻衄或齿衄　　E. 息灼、鼻翼扇动
21. 外感风热病人可见（　　）
22. 鼻渊病人可见（　　）

A. 口唇淡白　　B. 口唇深红　　C. 口唇樱桃红色
D. 口唇青紫　　E. 口唇青黑　　F. 口唇干裂
23. 实热证病人可见（　　）
24. 煤气中毒病人可见（　　）
25. 寒盛、痛极病人可见（　　）

A. 肺气将绝　　B. 痉病，惊风　　C. 新生儿脐风
D. 中风　　E. 疟疾
26. 口张可见于（　　）
27. 口僻可见于（　　）
28. 口噤可见于（　　）
29. 口撮可见于（　　）

A. 血虚或失血后　　B. 胃火上炎，灼伤龈络　　C. 胃阴不足
D. 脾虚不能摄血　　E. 肾阴虚，虚火上炎
30. 齿龈红肿疼痛出血，口渴脉滑数，多属（　　）
31. 齿龈不红不痛微肿出血，舌淡脉弱，多属（　　）

A. 寒痰　　B. 热痰　　C. 燥痰
D. 湿痰　　E. 肺痈
32. 痰少而黏，难于咯出者，多属（　　）
33. 痰黄稠有块者，多属（　　）

A. 呕吐物清稀无味　　B. 呕吐物秽浊酸臭　　C. 呕吐酸腐不化食物
D. 呕吐黄绿色苦水　　E. 呕吐清水或痰涎
34. 伤食病人可见（　　）
35. 郁热病人可见（　　）

A. 寒湿　　B. 湿热　　C. 脾虚
D. 痢疾　　E. 霍乱

36. 新起腹泻，大便清稀水样，多属（　　）
37. 大便如溏，含未消化食物，多属（　　）

A. 舌尖　　B. 舌中　　C. 舌边
D. 舌根　　E. 舌面

38. 五脏六腑中，心肺在舌上分属部位是（　　）
39. 五脏六腑中，肝胆在舌上分属部位是（　　）
40. 五脏六腑中，脾胃在舌上分属部位是（　　）
41. 五脏六腑中，肾在舌上分属部位是（　　）

A. 丝状乳头　　B. 蕈状乳头　　C. 轮廓乳头
D. 叶状乳头　　E. 舌下络脉

42. 引起舌苔变化的舌乳头是（　　）
43. 引起舌质变化的舌乳头是（　　）

A. 手太阴肺经　　B. 手少阴心经　　C. 足太阴脾经
D. 足少阴肾经　　E. 足厥阴肝经

44. 络于舌本的经络是（　　）
45. 连舌本散舌下的经络是（　　）

A. 气血两虚　　B. 寒湿壅盛　　C. 阴虚火旺
D. 肾精久耗　　E. 胃阴不足

46. 舌淡白胖嫩有齿痕，主病是（　　）
47. 舌淡白瘦薄，主病是（　　）
48. 舌绛少苔或无苔，主病是（　　）

A. 淡白舌　　B. 红舌　　C. 绛舌
D. 紫舌　　E. 裂纹舌

49. 血行不畅可见（　　）
50. 气血两虚或阳虚可见（　　）
51. 阴虚火旺可见（　　）

A. 苍老舌　　B. 痿软舌　　C. 胖大舌
D. 吐弄舌　　E. 齿痕舌

52. 脾虚水湿内盛可见（　　）

53. 心脾有热可见（ ）

A. 痿软舌　B. 胖大舌　C. 歪斜舌
D. 短缩舌　E. 吐弄舌

54. 中风或中风先兆可见（ ）
55. 伤阴或气血两虚可见（ ）

A. 舌苔的有无　B. 舌苔的润燥　C. 舌苔的厚薄
D. 舌苔的颜色　E. 舌苔有根无根

56. 观察舌苔辨别病邪的性质主要是依据（ ）
57. 观察舌苔辨别病位的浅深主要是依据（ ）
58. 观察舌苔辨别津液的存亡主要是依据（ ）

A. 里热证　B. 寒湿证　C. 表寒证
D. 阳虚证　E. 阴虚证

59. 黄厚苔主（ ）
60. 少苔主（ ）
61. 白腻苔主（ ）

A. 脾虚　B. 阴虚　C. 血虚
D. 血瘀　E. 血寒

62. 舌淡白而有裂纹，多见于（ ）
63. 舌淡胖嫩有齿印，多见于（ ）

A. 舌红苔黄厚　B. 舌淡苔白润　C. 舌红苔黄腻
D. 舌淡红苔薄白　E. 舌红绛少苔

64. 湿热蕴脾可见（ ）
65. 实热证的舌象是（ ）

A. 舌红绛苔黄燥　B. 舌红绛苔黄腻　C. 舌淡苔灰黑润
D. 舌红绛少苔　E. 舌红绛苔黄白相兼

66. 阳虚寒湿内盛，可见（ ）
67. 热入营血，营阴被耗可见（ ）

A. 舌体的颜色　B. 舌苔的厚薄　C. 舌体的动态
D. 舌苔的颜色　E. 舌下络脉

68. 判断血的亏虚与否，可以依据（ ）

69. 判断病邪的性质，主要依据（ ）

三、X 型题

1. 以下哪些是面色发赤所主的病证（ ）
   A. 实热证　B. 津伤证　C. 伤风证
   D. 凉燥证　E. 戴阳证
2. 以下哪些是面色发黄所主的病证（ ）
   A. 脾虚　B. 伤暑　C. 血虚
   D. 血瘀　E. 湿困
3. 望神重点观察哪些内容（ ）
   A. 神情　B. 目光　C. 色泽
   D. 体态　E. 呼吸
4. 下列哪些属精亏神衰的失神表现（ ）
   A. 精神萎靡，面色无华　B. 两目晦暗，呼吸气微　C. 壮热烦躁，四肢抽搐
   D. 神昏谵语，循衣摸床　E. 形体羸瘦，动作艰难
5. 面色发青的主病有哪些（ ）
   A. 寒证　B. 痛证　C. 血瘀
   D. 痰饮　E. 惊风
6. 寒证病人可见哪些面色（ ）
   A. 面青　B. 面赤　C. 面黄
   D. 面白　E. 面黑
7. 血瘀证病人可见哪些面色（ ）
   A. 面青　B. 面赤　C. 面黄
   D. 面白　E. 面黑
8. 下列哪些属阳脏人的表现（ ）
   A. 身体瘦长　B. 头呈圆形　C. 颈部细长
   D. 肩窄胸平　E. 体多后仰
9. 下列哪些属肝风内动的表现（ ）
   A. 颈项强直　B. 四肢抽搐　C. 角弓反张
   D. 口眼㖞斜　E. 牙关紧急
10. 下列各项中哪些属重病表现（ ）
    A. 指纹色鲜红　B. 指纹色紫黑　C. 指纹显于风关
    D. 指纹达于命关　E. 指纹透关射甲
11. 淡白舌的主病有（ ）
    A. 气虚　B. 阳虚　C. 阴虚
    D. 血虚　E. 寒证
12. 绛舌可见于（ ）

A. 里热亢盛　　B. 阴虚火旺　　C. 湿热蕴脾
D. 肝胆湿热　　E. 膀胱湿热

13. 舌淡紫湿润可见于（　　）
A. 热盛　　B. 寒凝　　C. 阴亏
D. 血瘀　　E. 血虚

14. 裂纹舌可见于（　　）
A. 邪热炽盛　　B. 阴液亏虚　　C. 血虚不润
D. 痰湿内蕴　　E. 肝胆湿热

15. 颤动舌可见于（　　）
A. 热盛　　B. 阳亢　　C. 阴虚
D. 血虚　　E. 血瘀

16. 望舌下络脉主要观察（　　）
A. 长度　　B. 形态　　C. 色泽
D. 粗细　　E. 舌下小血络

17. 白苔可见于哪些证（　　）
A. 表证　　B. 寒证　　C. 湿证
D. 热证　　E. 阴虚

18. 既可主寒，又可主热的舌苔有哪些（　　）
A. 白苔　　B. 黄苔　　C. 灰苔
D. 黑苔　　E. 绿苔

四、是非题

1. 观察温病病人齿与龈的变化，可诊察胃津和肾液的盛衰。（　　）
2. 病人出现失神表现，即为正气大伤，精气亏虚。（　　）
3. 小儿指纹偏红，主外感表证。（　　）
4. 形体较矮胖，头圆颈短，肩宽胸厚者，多属阳脏人。（　　）
5. 咽部深红，肿痛明显，属肾阴虚，虚火上炎。（　　）
6. 面黑干焦为虚火灼阴；面黑而浅淡为肾虚水寒。（　　）
7. 望色十法中“清”“浊”是反映病变之虚实。（　　）
8. 望舌时应先舌根，后舌尖，先舌苔，再舌质。（　　）
9. 观察舌象的时间越长越好。（　　）
10. 白苔皆主表证、寒证、湿证。（　　）
11. 灰黑苔皆为疾病深重之象。（　　）
12. 紫舌既可见于阴寒内盛，又可见于热毒炽盛。（　　）
13. 正常人亦可见裂纹舌。（　　）

五、填空题

1. 望神时应重点观察病人的________、________、________、________四个方面。

2. 常色的特点是________，________；病色的特点是________，________。

3. 面色淡白无华，唇舌色淡，多属________或________；面色㿠白虚浮，多属________。

4. 面色萎黄，多属__________，________；面色黄而虚浮，多属__________。

5. 面色苍白伴大出血者，为____________。面色苍白伴四肢厥冷、冷汗淋漓等，多属________。

6. 面色黧黑晦暗，多属肾__________。面色黑而焦干，多属肾________。

7. 眼眶周围发黑，多属____________或__________；面色紫暗黧黑，伴有肌肤甲错，多属__________。

8. 在“望色十法”中，“泽”是指面色________，主________，病轻易治；“夭”是指面色________，主________，病重难治。

9. 发黄干枯，稀疏易落，多属________；小儿发结如穗，枯黄无泽，常见于________。

10. 目胞浮肿，是________；眼窝凹陷，若见于吐泻之后，多因________所致；若见于久病、重病患者，为________。

11. 瞳孔缩小，多因________，或________，________，也可见于________；危急症病人瞳孔散大，见于________，多为________的征象之一。

12. 耳廓淡白，多属________；耳廓干枯焦黑，多属________。

13. 小儿耳背有红络，耳根发凉，多为________。

14. 鼻流清涕者，若伴恶寒发热、鼻塞等，多属________；鼻流浊涕者，若伴恶寒发热、咽痛等，多属________；若常流浊涕，量多不知，其气腥臭，常伴头痛、鼻塞、嗅觉减退，为________。

15. 唇色深红，多属________；唇色青紫，多属________、________；唇色淡白，多属________或________。

16. “口形六态”包括________、________、________、________、________、________六种口部病理动态。

17. 若仅见腹部胀大，四肢消瘦者，为________；若腹部胀大，伴周身俱肿者，为________。

18. 患者颈项强直，脊背后弯，反折如弓，称为_______，为_______、_______之象。

19. 皮肤干枯无华，多属________，________，________，或________，________所致；肌肤甲错，面色黧黑，多属________，________所致。

20. 痰少而质黏，难于咯出者，多属________痰；痰白质清稀者，多属________痰。

21. 虚寒证病人，小便________；实热证病人，小便________。

22. 望小儿指纹时，将小儿食指按指节分为________，第一节为________，第二节为________，第三节为________。

23. 舌乳头有四种，其中______乳头与______有关；______乳头与______变化有关。

24. 我国第一部舌诊专著是________。

25. 舌诊主要观察________和________两个方面的变化。

26. 正常舌象是________、________。

27. 观察舌体的________、________、________、________、________是望舌体的内容。

28. 薄苔是指________的苔，又称________苔；厚苔是指________的苔，又称________苔。

29. 舌苔润燥主要反映体内________和________情况。

30. 淡白舌多主________、________。枯白舌主________。

31. 痿软舌多见于________或________。

32. 舌下细小络脉呈暗红色或紫色网络，为________的征象。

33. 舌为________之苗窍，又为________之外候，舌苔是由________熏蒸而成。

34. 舌苔黄腻而厚为________、________、________等邪之内蕴所致。

35. 腐苔主________、________；脓腐苔多见于________或________。

36. 舌尖苔黄为________；舌中苔黄为________；舌根苔黄为________。

37. 苔灰黑干燥主________；苔灰黑润滑主________。

38. 舌色红活明润，舌体活动自如者，为________；舌色晦暗枯涩，活动不灵者，为________。

39. 紫舌，舌苔白润，多为________、________的病理特征。

40. 淡红舌、积粉苔，主病为初起________，或有________。

41. 红舌、白垢苔，主病为________、________。

42. 淡白舌、中剥苔，主病为________、________。

六、简答题

1. 何谓望诊？简述望诊的原理。
2. 何谓假神？如何鉴别“假神”与“病情好转”？
3. 何谓望色？简述望面色的意义。
4. 何谓常色？简述常色的特征和意义。
5. 何谓病色？简述病色的特征和临床意义。
6. 何谓主色？中华民族的主色特征如何？
7. 何谓善色？善色有何意义？
8. 何谓恶色？恶色有何意义？
9. 何谓客色？简述四季客色的特点。
10. 简述萎黄的特点及意义。
11. 何谓黄疸？阴黄与阳黄有何不同？
12. 简述解颅的特点及意义。

13. 简述乳蛾的特点及意义。
14. 简述斑、疹的特点。
15. 简述白痦的特点及意义。
16. 简述肌肤甲错的特点及意义。
17. 简述透关射甲的特点及意义。
18. 斑可由哪些原因导致?
19. 痈、疽的特征各如何?
20. 疔、疖的特征各如何?
21. 简述面肿的临床意义。
22. 简述望眼“五轮学说”的内容。
23. 怎样鉴别“瘿瘤”和“瘰疬”?
24. 何谓“扁平胸”“桶状胸”?各有何意义?
25. 何谓“角弓反张”?有何意义?
26. 简述正常小儿指纹的特点。
27. 哪些舌乳头与舌象密切相关?哪些舌乳头与味觉有关?
28. 望舌的内容有哪些?
29. 舌诊时需注意哪些事项?
30. 简述舌的脏腑分属。
31. 简述正常舌象的特征及临床意义。
32. 举例说明年龄因素对舌象的影响。
33. 舌象的生理变异因素有哪些?各举一例说明之。
34. 如何区别病态舌象还是正常舌象的生理性变异?
35. 简述淡白舌的舌象特征及意义。
36. 简述红舌、绛舌的舌象特征及意义。
37. 舌绛有苔与无苔各有何意义?
38. 试述强硬舌的舌象特征及临床意义。
39. 何谓吐弄舌?常见于哪些疾病?
40. 望舌下络脉主要观察哪些方面?
41. 瘀血内阻患者,舌下络脉有何异常表现?
42. 厚苔是怎样形成的?主何病证?
43. 燥苔是怎样形成的?
44. 舌苔由润转燥、由燥转润有何意义?
45. 试述有根苔与无根苔的舌象特征。
46. 试述滑苔的舌象特征及临床意义。
47. 试述润苔的舌象特征及意义。
48. 苔色变化主要有哪几项?各有何临床意义?
49. 何谓积粉苔?有何临床意义?

50. 舌苔与舌质的变化有何临床意义？
51. 简述舌诊的临床意义。

七、判断说明题

1. 面部色诊认为“宁可无气，必须有色”。(　　)理由：
2. 望神是对人的精神意识和思维活动的观察。(　　)理由：
3. 善色是指健康无病的面色。(　　)理由：
4. 病人面色发赤必属热证。(　　)理由：
5. 形胜气者夭，气胜形者寿。(　　)理由：
6. 病人出现唇、睑、指、趾颤动，即为热盛动风的先兆。(　　)理由：
7. 望口与唇的异常变化，主要可以诊察脾与胃的病变。(　　)理由：
8. 望齿与龈可了解温病病人胃津、肾液的存亡。(　　)理由：
9. 望舌的顺序是先舌根，再舌尖，先舌苔，再舌质。(　　)理由：
10. 望舌时应排除操作因素所造成的虚假舌象。(　　)理由：
11. 绛舌皆主里热亢盛证。(　　)理由：
12. 舌面水分过多，伸舌欲滴，扪之湿滑，称腻苔。(　　)理由：
13. 白苔主表证、寒证，但也可见于热证。(　　)理由：
14. 淡白舌与枯白舌主病不同。(　　)理由：

八、论述题

1. 为什么说诊察眼神的变化是望神的重点？
2. 阐述望神的临床意义及其原理。
3. 少神与虚证失神有何不同？
4. 精亏神衰与邪盛神乱所致失神的主要表现有何不同？
5. “神乱”与“失神”有何异同？
6. 青、赤、黄、白、黑五种面色各主何病？
7. 青色主何病证？试述青色的分类主病。
8. 小儿囟门异常有哪些类型？各有何意义？
9. 试述口眼㖞斜的分类及临床意义。
10. 望咽喉主要反映何脏腑病变？有何异常表现？
11. 怎样鉴别“手足拘急”“手足颤动”“手足蠕动”？
12. 怎样根据痰液的变化判断病邪的性质？
13. 试述望呕吐物的临床意义。
14. 虚寒证和实热证的大小便各可见哪些异常改变？
15. 怎样理解望小儿指纹的原理？
16. 怎样根据小儿指纹颜色变化判断病证？
17. 怎样进行望指纹的“三关测轻重”？

18. 为什么说舌为心之苗？
19. 为什么说舌为脾之外候？
20. 何谓紫舌？全舌青紫与局部青紫各有何意义？
21. 试述淡紫舌与紫红舌、绛紫舌的形成机理。
22. 试述几种常见胖大舌的形成机理。
23. 试述几种常见痿软舌的形成机理。
24. 试述颤动舌的形成机理及所主病证。
25. 镜面舌有几种？其形成机理及主病如何？
26. 花剥苔、镜面舌、地图舌、类剥苔的舌象特征有何异同？
27. 望舌主要观察舌苔哪些方面的变化？各有何临床意义？
28. 试述舌苔厚薄转化与疾病进退的关系。
29. 试述腻苔、腐苔的舌象特征。
30. 试述腻苔的形成机理及意义。
31. 试述不同白苔的临床意义。
32. 请举四种黄苔的舌象，说明其临床意义。
33. 举例说明舌苔和舌质变化不一致，如何分析？

参考答案

一、A 型题

1.A

2.A（答案分析：虽精神不振、面色少华均属神气不足，但前者能更直接反映出神气不足，故为 A）

3.D（答案分析：神昏谵语多为邪盛而致神乱，非精亏神衰的失神表现，故为 D）

4.D　5.B　6.C　7.A　8.D　9.B　10.D　11.B　12.D　13.A　14.B　15.D　16.C　17.B　18.E　19.D　20.E　21.B　22.C　23.D　24.A　25.C　26.B　27.D　28.B　29.C　30.A　31.C　32.E　33.A

34.D（答案分析：由于瞳孔属肾，故危重症病人瞳孔散大，多属 D，肾精耗竭）

35.D　36.E　37.C　38.C　39.D　40.C　41.C　42.B　43.A　44.D　45.C　46.B　47.E　48.E　49.A　50.B　51.D　52.E　53.D　54.A　55.E　56.A　57.B

58.D（答案分析：正常舌象为舌体不胖不嫩，故 D 不属）

59.B　60.B　61.A

62.E（答案分析：舌淡、紫、湿润，最符合寒凝血瘀，故为 E）　63.A　64.A

65.A（答案分析：舌质淡、嫩、苔白、润，最符合虚寒证，故为 A）

66.B(答案分析：镜面舌常见于胃肾阴涸。其余病情虽重，但一般不致呈现镜面舌，故选 B）

67.D 68.D 69.C 70.A 71.A 72.E 73.A 74.A 75.B 76.B 77.B 78.B
79.A 80.C 81.B 82.A 83.C 84.B

85.E（答案分析：燥热有见白苔者，故正确答案为 E）

86.D 87.E 88.A 89.B 90.A 91.D 92.E 93.C 94.E 95.A 96.C 97.A 98.E

99.B（答案分析：气血虚可见舌淡白，但无苔黑湿润；阴虚理应是舌红少苔；故 B 为正确答案）

100.C（答案分析：A、B、D、E 均属阴虚，应为红绛舌，而不是淡白舌，故正确答案为 C）

101.B 102.C（答案分析：《辨舌指南》云"绛而光亮者，胃阴涸也"）

103.C 104.D 105.B 106.A 107.B 108.C 109.A 110.D

二、B 型题

1.B 2.E 3.C 4.E 5.A

6.C（答案分析：肝郁脾虚病人多见面色青黄，故为 C）

7.E 8.A（答案分析：教材载寒盛剧痛，气血凝滞病人多见面色淡青或青黑，故为 A）

9.C（答案分析：教材载心阳不振、心脉闭阻病人多见面青灰唇青紫，故为 C）

10.E 11.A 12.C 13.D 14.B 15.D 16.A 17.C 18.F 19.B 20.C 21.B
22.C 23.B 24.C

25.E（答案分析：口唇青紫多见于阳气虚衰、血行瘀滞。寒盛、痛极病人可见口唇青黑，故为 E）

26.A 27.D 28.B 29.C 30.B 31.D 32.C 33.B 34.C 35.D 36.A 37.C
38.A 39.C 40.B 41.D 42.A 43.B 44.E 45.C 46.B 47.A 48.C 49.D
50.A 51.C 52.C 53.D 54.C 55.A 56.D 57.C 58.B 59.A 60.E 61.B
62.C 63.A 64.C 65.A 66.C 67.D 68.A 69.D

三、X 型题

1.AE 2.ACE

3.ABCD（答案分析：呼吸虽亦是望神的内容，但非重点，故除 E 外，其余都是）

4.ABE 5.ABCE 6.ADE 7.AE 8.ACD 9.ABCDE 10.BDE 11.ABDE
12.AB 13.BD

14.ABC（答案分析：痰湿内蕴、肝胆湿热一般不见裂纹舌，其余 A、B、C 均可见）

15.ABCD（答案分析：除血瘀不见颤动舌外，其余 A、B、C、D 均可见）

16.ABCDE

17.ABCD（答案分析：白苔常见于 A、B、C。热证虽常见黄苔甚至黑苔，但瘟疫等病亦可见苔白如积粉之积粉苔，故 D 亦是）

18.ACD（答案分析：灰苔、黑苔可见于寒证或热证；白苔多主寒证，但亦可见于

热证；无绿苔之说，故正确答案为 A、C、D）

四、是非题

1. √
2. ×（失神除见于久病虚证，精亏神衰者外，还可见于邪盛神乱的邪实重病之人）
3. √
4. ×（阳脏人体型偏于瘦长，头长颈细，肩窄胸平）
5. ×（咽部深红，肿痛明显者，属实热证，多由肺胃热毒壅盛所致）
6. √
7. ×（清，多主阳证；浊，多主阴证）
8. ×（望舌的顺序是先看舌尖，再看舌中、舌边，最后看舌根部。应当先看舌质，再看舌苔）
9. ×（望舌要迅速敏捷、全面准确，尽量减少患者伸舌的时间，察舌时间长会导致口舌疲劳，影响舌象）
10. ×（白苔多主表证、寒证、湿证，但亦可见于热证）
11. ×（苔灰黑亦有属病轻，甚至无明显症状者，如吸烟过多者，可见舌苔灰黑）
12. √
13. √（先天性裂纹舌不一定是病态）

五、填空题

1. 两目，神情，面色，体态
2. 红黄隐隐，明润含蓄；晦暗枯槁，暴露浮现
3. 气血不足，失血；阳虚水泛
4. 脾胃气虚，气血不足，脾虚湿蕴
5. 脱血，阳气暴脱之亡阳证
6. 阳亏虚，阴亏虚
7. 肾虚水饮内停，寒湿带下；瘀血
8. 润泽，精气未衰；枯槁，精气已衰
9. 精血不足；疳积病
10. 水肿病初起之征；吐泻伤津；脏腑精气衰竭
11. 肝胆火炽，劳损肝肾，虚火上扰，中毒；肾精耗竭，濒死前
12. 气血亏虚；肾精亏虚
13. 麻疹先兆
14. 风寒表证；风热表证；鼻渊
15. 热盛；阳气虚衰，血行瘀滞；血虚，失血
16. 口张，口噤，口撮，口僻，口振，口动
17. 鼓胀，水肿病

18. 角弓反张，肝风内动、筋脉拘急
19. 阴津耗伤，营血亏虚，肌肤失养，燥邪侵袭，气血滞涩；血瘀日久，肌肤失养
20. 燥；寒
21. 色清量多；色黄而短少
22. 三关，风关；气关，命关
23. 丝状，舌苔；蕈状，舌质
24.《敖氏伤寒金镜录》
25. 舌质，舌苔
26. 淡红舌，薄白苔
27. 神，色，形，态，舌下络脉
28. 透过舌苔能隐隐见到舌质，见底；不能透过舌苔见到舌质，不见底
29. 津液盈亏，输布
30. 气血两虚，阳虚；亡血夺气
31. 阴亏已极，气血俱虚
32. 血瘀
33. 心，脾，胃气
34. 湿热，痰热，暑湿
35. 食积胃肠，痰浊内蕴；内痈，邪毒内结
36. 热在上焦；热在胃肠；热在下焦
37. 热甚；阳虚寒盛
38. 有神气；无神气
39. 阳衰寒盛，气血凝滞
40. 瘟疫，内痈
41. 正气亏虚，湿热未净
42. 气血两虚，胃阴不足

六、简答题

1. 望诊是医生运用视觉对人体外部情况进行有目的的观察，以了解健康状况，测知病情的方法。人是一个有机的整体，人体外部与脏腑的关系最密切，局部的病变可以影响全身，而体内的气血、脏腑、经络等的病理变化，必然会在其体表相应的部位反映出来。因此，望诊不仅可以反映人体的整体情况，而且可作为分析气血、脏腑等生理病理状况的依据之一。

2. 假神指久病、重病之人，精气本已极度衰竭，而突然出现某些神气暂时“好转”的虚假表现。假神与病情好转的区别：假神见于垂危病人，病人局部症状的突然“好转”，与整个病情的恶化不相符，且为时短暂，病情很快恶化。重病好转时，其精神好转是逐渐的，并与整体状况的好转相一致。

3. 望色是通过观察病人全身皮肤（主要是面部皮肤）的色泽变化来诊察病情的方

法。因心主血脉，其华在面，手足三阳经皆上行于头面，特别是多气多血的足阳明胃经分布于面，故面部的血脉丰盛，为脏腑气血之所荣；加之面部皮肤外露，其色泽变化易于观察。所以，凡脏腑的虚实、气血的盛衰，皆可通过面部色泽的变化而反映于外。

4. 健康人面部皮肤的色泽是为常色。其特点是明润，含蓄。明润，即面部皮肤光明润泽，是有神气的表现，显示人体精充神旺、气血津液充足、脏腑功能正常。含蓄，即面色红黄隐隐，见于皮肤之内，而不特别显露，是胃气充足、精气内含而不外泄的表现。

5. 人体在疾病状态时面部显示的色泽是为病色。病色的特点是晦暗、暴露。晦暗，即面部皮肤枯槁晦暗而无光泽，是脏腑精气已衰，胃气不能上荣的表现。暴露，即某种面色异常明显地显露于外，是病色外现或真脏色外露的表现。

6. 人之种族皮肤的正常色泽，谓之主色。中华民族主色的特征是“红黄隐隐，明润含蓄”。

7. 善色指病人的面色虽有异常，但仍光明润泽者。善色说明病变尚轻，脏腑精气未衰，胃气尚能上荣于面，多见于新病、轻病、阳证，其病易治，预后较好。

8. 恶色指病人面色异常，且枯槁晦暗。恶色说明病变深重，脏腑精气已衰，胃气不能上荣于面，多见于久病、重病、阴证，其病难治，预后较差。

9. 因外界因素（如季节、昼夜、阴晴、气候等）的不同，或生活条件的差别，而微有相应变化的正常肤色（特别是面色），称客色。春季可面色稍青，夏季可面色稍赤，长夏可面色稍黄，秋季可面色稍白，冬季可面色稍黑。

10. 患者面色黄而枯槁无光者，为萎黄，是脾胃气虚，气血不足的表现。

11. 面目一身俱黄者，为黄疸。其中面黄鲜明如橘皮色者，属阳黄，乃湿热为患；面黄晦暗如烟熏色者，属阴黄，乃寒湿为患。

12. 小儿囟门迟迟不能闭合者是谓解颅。解颅是肾气不足，发育不良的表现。

13. 一侧或两侧喉核红肿肥大，形如乳头或蚕蛾者，称乳蛾。乳蛾是风热外侵，邪客肺卫，或肺胃热盛，邪客喉核，或虚火上炎，气血瘀滞所致。

14. 斑的特点是色深红或青紫，呈片状斑块，平铺于皮肤，抚之不碍手，压之不褪色。疹的特点是色红或紫红，点小如粟粒，高出皮肤，抚之碍手，压之褪色。

15. 白㾦指皮肤出现的一种白色小疱疹，多发于颈胸部，四肢偶见，面部不发，消失时有皮屑脱落。白㾦的出现，多因外感湿热之邪，郁于肌表，汗出不彻，蕴积而发，乃湿温病人湿热之邪透泄外达之机。

16. 皮肤干枯粗糙，状若鱼鳞者，为肌肤甲错。肌肤甲错是血瘀日久，肌肤失养的表现。

17. 小儿指纹透过风、气、命三关，一直延伸到指甲端者，为透关射甲，提示病情凶险，预后不良。

18. 斑可由外感温热邪毒，热毒窜络，内迫营血；或因脾虚血失统摄，阳衰寒凝气血；或因外伤等，使血不循经，外溢肌肤所致。

19. 痈是患部红肿高大，根盘紧束，焮热疼痛，并能形成脓疡，具有未脓易消、已脓易溃、疮口易敛的特点。疽是患部漫肿无头，皮色不变，不热少痛，具有难消、难溃、难敛，溃后易伤筋骨的特点。

20. 疔是患部形小如粟，根深如钉，麻木疼痛，多发于颜面和手足。疖是患部形小而圆，红肿热痛不甚，根浅、脓出即愈。

21. 面肿，即面部浮肿，常是全身水肿的一部分。其中眼睑颜面先肿，发病较速者为阳水，多由外感风邪，肺失宣降所致；兼见面色㿠白，发病缓慢者属阴水，多由脾肾阳衰，水湿泛溢所致；兼见面唇青紫、心悸气喘、不能平卧者，多属心肾阳衰，血行瘀阻，水气凌心所致。

22. 将目的不同部位分属于五脏：瞳仁属肾，称“水轮”；黑睛属肝，称“风轮”；两眦血络属心，称“血轮”；白睛属肺，称“气轮”；眼睑属脾，称“肉轮”。观察目的不同部位的形色变化，可以诊察相应脏腑的病变，此即“五轮学说”。

23. 瘿瘤即颈前结喉处有肿块突起，或大或小，或单侧或双侧，可随吞咽而上下移动。瘰疬即颈侧颌下有肿块如豆，累累如串珠。

24. 扁平胸为胸廓较正常人扁平，前后径小于左右径的一半，颈部细长，锁骨突出，两肩向前，锁骨上、下窝凹陷，多见于形瘦之人，或肺肾阴虚、气阴两虚的病人。桶状胸为胸廓较正常人膨隆，前后径与左右径约相等，颈短肩高，锁骨上、下窝平展，肋间加宽，胸廓呈圆桶状，多为久病咳喘，肺肾气虚，以致肺气不宣而壅滞，日久促使胸廓变形。

25. 角弓反张即颈项强直、脊背后弯、反折如弓的病状，为肝风内动、筋脉拘急之象，可见于热极生风之惊风、破伤风、马钱子中毒等病人。

26. 小儿正常指纹的特点是隐隐显露在食指掌侧前缘，掌指横纹附近，纹色浅红略紫，红黄相间，络脉隐隐显露于风关之内，呈单支且粗细适中。

27. 丝状乳头与蕈状乳头与舌象的形成有着密切的联系，轮廓乳头、叶状乳头与味觉有关。

28. 望舌包括望舌质和望舌苔。望舌质包括舌神、舌色、舌形、舌态和舌下络脉；望舌苔包括苔质、苔色。

29. 需注意光线的影响；饮食和药物的影响；口腔对舌象的影响；伸舌姿势的影响。

30. 舌尖多反映上焦心肺的病变；舌中多反映中焦脾胃的病变；舌根多反映下焦肾的病变；舌两侧多反映肝胆的病变。

31. 舌体柔软灵活，舌色淡红明润，舌苔薄白均匀，苔质干湿适中，简称“淡红舌，薄白苔”，说明胃气旺盛，气血津液充盈，脏腑功能正常。

32. 如老年人精气渐衰，气血常常偏虚，脏腑功能减退，气血运行迟缓，舌色多暗红；儿童阴阳稚弱，脾胃功能尚薄，生长发育很快，往往处于代谢旺盛而营养相对不足的状态，故舌多淡嫩，舌苔偏少易剥。

33. 年龄、性别因素，如老年人舌色多暗红，儿童舌多淡嫩，舌苔偏少易剥；体质禀赋因素，如肥胖之人舌多见胖大且质淡，消瘦之人舌体略瘦而舌色偏红；气候环境因素，如夏季暑湿盛时，舌苔多厚而色淡黄；冬季严寒，舌常湿润等。

34. 若发现正常人有异常舌象时，除了生理因素外，还有一部分可能是疾病的前期征象。应结合实际，认真分析，一般有符合舌象变异的因素存在，而无任何不适症状者，多属于生理变异，否则应考虑是疾病的前期表现。

35. 淡白舌比正常舌色浅淡，白色偏多红色偏少，主气血两虚、阳虚。若舌色白，几无血色者，称枯白舌，主亡血夺气。

36. 较正常舌色红，甚至呈鲜红色者，称红舌。红舌可见于整个舌体，亦可只见于舌尖、舌两边，主实热、阴虚。较红舌颜色更深，或略带暗红色者，为绛舌，主里热亢盛、阴虚火旺。

37. 舌绛有苔，多属湿热病热入营血，或脏腑内热炽盛。绛色愈深，热邪愈甚。舌绛少苔或无苔，或有裂纹，多属久病阴虚火旺，或热病后期阴液耗损。

38. 舌体板硬强直，失于柔和，屈伸不利，甚者语言謇涩，称强硬舌，多见于热入心包，或为热盛伤津，或为风痰阻络。

39. 舌伸于口外，不即回缩者，称吐舌；舌微露出口，立即缩回，或舌舐口唇四周，掉动不停者，称弄舌。两者一般都属心脾有热。吐舌可见于疫毒攻心，或正气已绝；弄舌多见于热甚动风先兆。吐弄舌亦可见于小儿智力发育不全。

40. 望舌下络脉主要观察其长度、形态、色泽、粗细、舌下小血络等的变化。

41. 舌下络脉粗胀、分叉，或呈青紫、绛、绛紫、紫黑色，或舌下细小络脉呈暗红色或紫色网络，或舌下络脉曲张如紫色珠子状大小不等的结节等改变，皆为血瘀的征象。

42. 厚苔是由胃气夹湿浊、痰浊、食浊等熏蒸，积滞舌面所致。厚苔主痰湿、食积、里证等。

43. 燥苔可因邪热炽盛、大汗、吐泻后，或过服温燥药物等，导致津液不足，舌苔失于濡润而形成。亦有因痰饮、瘀血内阻，阳气被遏，津液输布障碍，不能上承舌面而见燥苔。

44. 舌苔由润转燥，表示热重津伤，或津失输布。舌苔由燥转润，主热退津复，或饮邪始化。

45. 舌苔紧贴于舌面，刮之难去，刮后仍留有苔迹，不露舌质，舌苔像从舌体上长出者，称有根苔。若舌苔不紧贴舌面，不像舌所自生而似浮涂于舌面，苔易刮脱，刮后无垢而舌质光洁者，称无根苔。

46. 舌面水分过多，伸舌欲滴，扪之湿滑，称滑苔，主痰饮、主湿。如寒湿内侵，或阳虚不能运化水液，寒湿、痰饮内生，聚于舌面而成滑苔。

47. 舌苔润泽有津，干湿适中，不滑不燥，称润苔。润苔是正常舌苔表现之一，是胃津、肾液上承，布露舌面的表现。疾病过程中见润苔，提示体内津液未伤，如风寒表证、湿证初起、食滞、瘀血等均可见润苔。

48. 苔色的变化主要有白苔、黄苔、灰黑苔三类。白苔可为正常舌苔，病中多主表证、寒证、湿证，亦可见于热证；黄苔主热证、里证；灰黑苔主阴寒内盛，或里热炽盛。

49. 苔白如积粉，扪之不燥者，称积粉苔。积粉苔常见于瘟疫或内痈等病，系秽浊湿邪与热毒相结而成。

50. 舌苔和舌质的变化所反映的生理病理意义各有侧重。一般认为，舌质颜色、形态主要反映脏腑气血津液的情况；舌苔的变化，主要与感受病邪和病证的性质有关。所以，察舌质可以了解脏腑虚实、气血津液的盛衰；察舌苔重在辨别病邪的性质、邪正的消长及胃气的存亡。

51. 舌诊简便易行，舌象的变化能较客观准确地反映病情，可作为诊断疾病、了解病情发展变化和辨证的重要依据。归纳有以下几方面：分辨病位浅深，区别病邪性质，判断邪正盛衰，分析病势进退。

七、判断说明题

1.（×）理由："气"指面部光泽，凡面色荣润光泽者，说明精气未衰，病属易治；面色枯槁晦暗者，说明精气已衰，皆属难治。

2.（×）理由：因望神是对人体生命活动整体表现的观察，其内容除精神意识、思维活动外，还包括面色眼神、形体动态、语言呼吸、对外界的反应等。

3.（×）理由：因善色是指病人的面色已有异常，但仍光明润泽，并非无病的面色，只是病变尚轻，多见于新病、轻病，其病易治，预后较好。

4.（×）理由：除热证外，戴阳证亦可见。久病重病面色苍白，时而泛红如妆、游移不定者，属戴阳证。

5.（√）理由：因为精气充于形体之中，形体虽胖而精气不足，少气乏力者，抗病力弱，主夭，故形胜气者夭；形体虽瘦而精力充沛，神旺有力者，抗病力强，主寿，故气胜形者寿。

6.（×）理由：因上述表现除见于外感热病属热盛动风先兆外，亦可见于内伤虚证，气血不足，筋脉失养。

7.（√）理由：因脾开窍于口，其华在唇，足阳明胃经环绕口唇，口唇与脾胃关系密切，故主要可诊察脾与胃的病变。

8.（√）理由：因齿为骨之余，骨为肾所主；龈护于齿，为手足阳明经分布之处，故望齿与龈主要可以诊察肾、胃的病变，以及津液的盈亏。

9.（×）理由：望舌的顺序是先看舌尖，再看舌中、舌边，最后看舌根部。

10.（√）理由：望舌时常受到光线影响、饮食或药品影响、口腔对舌象的影响、伸舌姿势的影响等，应注意排除，以免产生错误认识。

11.（×）理由：绛舌还主阴虚火旺证。

12.（×）理由：腻苔应是苔质致密，颗粒细小，融合成片，如涂有油腻之状，中厚边薄，紧贴舌面，揩之不去，刮之难脱。

13.（√）理由：白苔多见于表证、寒证，白砂苔等即主热证。

14.（√）理由：因淡白舌主气血两虚、阳虚；枯白舌主亡血夺气。

八、论述题

1. 目的活动受心神的支配，而目的功能正常与否与五脏六腑精气之盛衰有着密切关系。此外，眼睛的有神无神，对判断疾病的吉凶也有着极为重要的意义。因此，观察眼神的变化是望神的主要内容之一。

2. 观察病人神的旺衰，可以了解其精气的盛衰，推断病情的轻重，判断病变的预后。因为神的产生与人体精气和脏腑功能的关系密切，神产生于先天之精，而又必须依赖后天水谷精气的不断充养。只有当先后天之精充足，而精所化生的气血津液充盛，脏腑组织功能才能正常，人体才能表现出有神。再则，神作为机体生命活动的外在表现，不能离开人的形体而独立存在，有形才能有神，形健方可神旺。因此，神的产生与人体精气、脏腑功能及形体的关系十分密切。神是通过脏腑组织的功能活动表现出来的，精气是神的物质基础，而神是精气的外在表现。精气充足则体健神旺，抗病力强，即使有病也多属轻病，预后较好；精气亏虚，则体弱神衰，抗病力弱，有病多重，预后较差。

3. 少神表现为两目晦滞，目光乏神，面色少华，色淡不荣，精神不振，思维迟钝，少气懒言，肌肉松软，动作迟缓，提示精气不足，脏腑机能减退，多见于轻病或疾病恢复期病人。

虚证失神表现为两目晦暗，瞳神呆滞，面色无华，晦暗暴露，精神萎靡，意识模糊，反应迟钝，循衣摸床，撮空理线，骨枯肉脱，形体羸瘦，提示精气大伤，脏腑机能严重受损，多见于慢性久病重病之人，预后不良。

4. 精亏神衰而失神表现为两目晦暗，瞳神呆滞，面色无华，晦暗暴露，精神萎靡，意识模糊，反应迟钝，循衣摸床，撮空理线，骨枯肉脱，形体羸瘦，提示精气大伤，脏腑机能严重受损，多见于慢性久病重病之人，预后不良。

邪盛扰神而失神表现为神昏谵语或昏愦不语，舌謇肢厥；或卒倒神昏，两手握固，牙关紧急，二便闭塞，提示邪气亢盛，热扰神明，邪陷心包；或肝风夹痰蒙蔽清窍，阻闭经络。二者皆属机体功能严重障碍，气血津液失调，多见于急性病人，亦属病重。

5. 神乱与失神都有精神症状，但二者有着很大的不同。

神乱指神志错乱失常，表现为焦虑恐惧、狂躁不安、淡漠痴呆和猝然昏倒等症状，多见于癫、狂、痫、脏躁等病人，其特点是多反复发作而缓解时常无“神乱”表现。其神志失常表现主要作为诊病的依据。

失神又称无神，是精亏神衰或邪盛神乱的重病表现，可见于久病虚证和邪实病人。邪盛所致失神，主要表现为神志昏迷，一般出现在全身性疾病的严重阶段；精亏神衰而失神者，以两目晦暗、精神萎靡、意识模糊等为主要表现，多发生于病变的末期，多预后不良。

6. 赤色，主热证，亦可见于戴阳证。白色，主虚证、寒证、失血证。黄色，主脾虚、湿证。青色，主寒证、疼痛、气滞、血瘀、惊风。黑色，主肾虚、寒证、水饮、血瘀、剧痛。

7. 青色主寒证、气滞、血瘀、疼痛、惊风。面色淡青或青黑，为寒盛、痛剧。久病面色与口唇青紫，为心气、心阳虚衰，血行瘀阻，或肺气闭塞，呼吸不利。面色青灰，口唇青紫，为心阳不振，心脉闭阻。面色青黄，为肝郁脾虚。小儿眉间、鼻柱、唇周发青，为惊风。

8. 小儿囟门异常有囟填、囟陷、解颅 3 种类型。①囟门突起：称囟填，多属实证，为温病火邪上攻，或脑髓有病，或颅内水液停聚所致。②囟门凹陷：称囟陷，多属虚证，可见于吐泻伤津，气血不足和先天肾精亏虚，脑髓失充的患儿。③囟门迟闭：称解颅，是肾气不足，发育不良的表现，多见于佝偻病患儿。

9. 口眼㖞斜一般分为两类。①突发一侧口眼㖞斜而无半身瘫痪，患侧面肌弛缓，额纹消失，眼不能闭合，鼻唇沟变浅，口角下垂，向健侧歪斜者，病名口僻，为风邪中络。②口眼㖞斜兼半身不遂者，多为中风，为肝阳化风、风痰阻闭经络所致。

10. 咽喉为肺、胃之门户，是呼吸、饮食的通道；足少阴肾经循喉咙夹舌本，亦与咽喉关系密切，故望咽喉主要诊察肺、胃、肾的病变。①咽部深红肿痛：肺胃热毒壅盛。②咽部嫩红肿痛不显：肾阴虚火上炎。③咽部肿势高突，红晕紧束：为脓已成。④咽部肿势散漫，色淡无界：为未成脓。⑤喉核红肿肥大疼痛：为乳蛾，由肺胃火毒熏蒸所致。⑥咽部灰白假膜，难拭而易复生：为白喉，由外感疫邪所致。

11. 手足拘急指手足筋肉挛急不舒、屈伸不利，多因寒邪凝滞或气血亏虚，筋脉失养所致。

手足颤动指双手或下肢颤抖或振摇不定，不能自主，多由血虚筋脉失养或饮酒过度所致，亦可为动风之兆。

手足蠕动指手足时时掣动，动作迟缓无力，类似虫之蠕行，多为脾胃气虚、筋脉失养，或阴虚动风所致。

12. 痰白清稀者，多属寒痰。痰黄稠有块者，多属热痰。痰少而黏，难于咯出者，多属燥痰。痰白滑量多，易于咯出者，属湿痰。

13. 呕吐物清稀无酸臭味，或呕吐清水痰涎，多因胃阳不足，腐熟无力，或寒邪犯胃，损伤胃阳，导致水饮内停，胃失和降。呕吐物秽浊有酸臭味，多因邪热犯胃，胃失和降，邪热蒸腐胃中饮食所致。吐不消化、味酸腐的食物，多属伤食，因暴饮暴食，损伤脾胃所致。呕吐黄绿苦水，多属肝胆郁热或湿热。吐血色暗红或紫暗有块，夹有食物残渣者，属胃有积热，或肝火犯胃，或胃腑血瘀所致。

14. 虚寒证则大便清稀，完谷不化，或如鸭溏；小便清长。实热证则大便黄褐如糜而臭，或大便如黏冻，夹有脓血；小便短黄。

15. 食指掌侧前缘络脉为手太阴之脉分支而来，故望食指络脉，与切寸口脉同出一辙，其原理和意义也相似，可以诊察体内的病变。同时小儿皮肤较薄嫩，食指脉络易于显露，便于观察，故常以望指纹辅助脉诊。

16. 指纹的颜色变化，主要有红、紫、青、黑、白等。指纹鲜红，属外感表证、寒证。指纹紫红，属里热证。指纹青色，主疼痛、惊风。指纹紫黑，为血络郁闭，病属重危。指纹淡白，属脾虚、疳积。一般来说，指纹色深暗者，多属实证，是邪气有余；色浅淡者，多属虚证，是正气不足。

17. 根据络脉在食指三关出现的部位，以测定邪气的浅深，病情的轻重。指纹显于风关附近，是邪气入络，邪浅病轻，可见于外感初起。指纹达于气关，是邪气入经，邪深病重。指纹达于命关，是邪入脏腑，病情严重。指纹“透关射甲”（即直达指端），是病属凶险，预后不良。

18. 手少阴心经之别系舌本。心主血脉，而舌的脉络丰富，心血上荣于舌，故人体气血运行情况，可反映在舌质的颜色上；心主神明，舌体的运动又受心神的支配，因而舌体运动是否灵活自如，语言是否清晰，与神志密切相关。舌可以反映心、神的病变，故称舌为心之苗。

19. 足太阴脾经连舌本、散舌下，舌居口中、司味觉。舌苔是由胃气蒸发谷气上承于舌面而成，与脾胃运化功能相应。舌体赖气血充养，故舌象能反映气血的盛衰，而与脾主运化、化生气血的功能直接相关，故称舌为脾之外候。

20. 舌深绛而色暗，称紫舌。全舌青紫者，其病多是全身性血行瘀滞；舌有紫色斑点者，多为瘀血阻滞局部，或是局部血络损伤所致。

21. 淡紫舌多由淡白舌转变而成，其舌淡紫而湿润，可由阴寒内盛，阳气被遏，血行凝滞，或阳气虚衰，气血运行不畅，血脉瘀滞所致。紫红舌、绛紫舌多为红绛舌的进一步发展，其舌紫红、绛紫而干枯少津，为热毒炽盛，内入营血，营阴受灼，津液耗损，气血壅滞所致。

22. 舌淡胖大者，多为脾肾阳虚，津液输布障碍，水湿之邪停滞于体内的表现。舌红胖大者，多属脾胃湿热或痰热相搏，湿热痰饮上泛所致。舌肿胀色红绛，多见于心脾热盛，热毒上壅；或素嗜饮酒，又病温热，邪热夹酒毒上壅；或因中毒导致血液瘀滞。此外，先天性舌血管瘤患者，可因舌局部血络郁闭，呈现青紫肿胀。

23. 痿软舌多因气血亏虚，阴液亏损，舌肌筋脉失养而废弛，致使舌体痿软。舌痿软而淡白无华者，多属气血俱虚，多因慢性久病，气血虚衰，舌体失养所致。舌痿软而红绛少苔或无苔者，多见于外感病后期，热极伤阴，或内伤杂病，阴虚火旺所致。舌红干而渐痿者，乃肝肾阴亏，舌肌筋脉失养所致。

24. 凡气血亏虚，使筋脉失于濡养而无力平稳伸展舌体；或因热极阴亏而动风、肝阳化风等，皆可出现舌颤动。久病舌淡白而颤动者，多属血虚动风；新病舌绛而颤动者，多属热极生风；舌红少津而颤动者，多属阴虚动风、肝阳化风。另外，酒毒内蕴，亦可见舌体颤动。

25. 镜面舌有两种，一是镜面舌色红绛者，为胃阴枯竭，胃乏生气之兆，属阴虚重证；一是舌色光洁如镜，甚则毫无血色者，主营血大虚，阳气虚衰，病重难治。

26. 共同点为舌苔皆有剥落。舌苔多处剥脱，舌面仅斑驳残存少量舌苔者，称花剥苔；舌苔全部剥脱，舌面光洁如镜者，称镜面舌；舌苔不规则地剥脱，边缘凸起，界限清楚，形似地图，部位时有转移者，称地图舌；舌苔剥脱处舌面不光滑，仍有新生苔质颗粒可见者，称类剥苔。

27. 望舌苔主要观察苔质和苔色两方面的变化。舌苔厚薄可反映邪正的盛衰和邪气之浅深；舌苔润燥可反映体内津液的盈亏和输布情况；舌苔腐腻可测知阳气与湿浊的消长及痰饮食积等；舌苔剥落可察胃气不足，胃阴枯竭或气血两虚等；舌苔偏全可察邪气散漫或偏于某一脏腑等；真假苔可协助判别疾病的轻重及预后。白苔在病中多主表证、寒证、湿证，亦可见于热证；黄苔主热证、里证；灰黑苔主阴寒内盛或里热炽盛。

28. 舌苔由薄转厚，提示邪气渐盛，或表邪入里，为病进；舌苔由厚转薄，或舌上复生薄白新苔，提示正气胜邪，或内邪消散外达，为病退的征象。如薄苔突然增厚，提示邪气极盛，迅速入里；苔骤然消退，舌上无新生舌苔，为正不胜邪，或胃气暴绝。

29. 苔质致密，颗粒细小，融合成片，如涂有油腻之状，紧贴舌面，揩之不去，刮之不脱，称腻苔。苔质疏松，颗粒粗大，形如豆腐渣堆积舌面，揩之易去，称腐苔。若舌上一层黏厚苔，有如疮脓，则称脓腐苔。

30. 腻苔多由湿浊内蕴，阳气被遏，湿浊痰饮停聚舌面所致。舌苔厚腻，多为湿浊、痰饮、食积；舌苔白腻不燥，自觉胸闷，多为脾虚湿困，阻滞气机；舌苔白腻而滑者，为痰浊、寒湿内阻，阳气被遏，气机阻滞；舌苔黏腻而厚，口中发甜，是脾胃湿热，邪聚上泛；舌苔黄腻而厚，为痰热、湿热、暑湿等邪内蕴，腑气不畅。

31. 苔薄白而润，可为正常舌象，或为表证初起，或是里证病轻，或是阳虚内寒。苔薄白而滑，多为外感寒湿，或脾肾阳虚，水湿内停。苔薄白而干，多由外感风热所致。苔白厚腻，多为湿浊内停，或为痰饮、食积。苔白厚而干，主痰浊湿热内蕴；苔白如积粉，扪之不燥者，称积粉苔，常见于瘟疫或内痈等病，系秽浊湿邪与热毒相结而成。苔白而燥裂，粗糙如砂石，提示燥热伤津，阴液亏损。

32. 苔薄黄提示热势轻浅，多见于风热表证，或风寒化热入里。苔淡黄而润滑多津者，称黄滑苔，多为寒湿、痰饮聚久化热，或为气血亏虚，复感湿热之邪所致。苔黄黑相兼而干焦，称焦黄苔，主邪热伤津，燥结腑实之证。苔黄而质腻者，称黄腻苔，主湿热或痰热内蕴，或为食积化腐。

33. 舌质与舌苔不一致，甚至相反的变化，多提示病因病机比较复杂，此时应对二者的病因病机及相互关系进行综合分析。如淡白舌黄腻苔，舌色淡白主虚寒，而苔黄腻又主湿热，舌质主要反映正气，舌苔主要反映病邪。

第二章 闻 诊

习 题

一、A 型题

（一）A1 型题

1. 语声重浊多为（　　）
   A. 外感风热　B. 外感风寒　C. 热邪壅肺
   D. 寒邪客肺　E. 痰热壅肺
2. 语言异常与何脏关系最为密切（　　）
   A. 心　B. 肝　C. 脾
   D. 肾　E. 肺
3. 神识不清，语言重复，时断时续，语声低弱者称（　　）
   A. 谵语　B. 独语　C. 郑声
   D. 错语　E. 狂言
4. 谵语的常见病机是（　　）
   A. 心气大伤　B. 热扰心神　C. 心气不足
   D. 痰蒙心神　E. 心血不足
5. 关于错语的病因病机描述错误的是（　　）
   A. 痰浊阻遏心神　B. 热邪扰乱心神　C. 瘀血阻遏心窍
   D. 气滞阻遏心窍　E. 老年脏气衰微
6. 下列与虚喘发作关系最密切的是（　　）
   A. 心肺　B. 脾肾　C.肺肾
   D. 脾肺　E. 心脾
7. 喘证的临床表现应除外哪一项（　　）
   A. 呼吸困难　B.鼻翼扇动　C. 张口抬肩
   D. 喉中痰鸣　E. 难以平卧
8. 下列哪项不是引起哮发作常见的诱因（　　）
   A. 宿痰内伏　B. 感受外邪　C. 久居寒湿之地

D. 瘀血内阻　　E. 过食生冷酸咸

9. 热邪犯肺的咳声特点是（　　）

A. 咳声重浊　　B. 咳声低微　　C. 咳声沉闷

D. 咳声响亮　　E. 干咳无痰

10. 呼吸微弱而声低，气少不足以息，言语无力者多为（　　）

A. 上气　　B. 短气　　C. 少气

D. 夺气　　E. 气喘

11. 咳嗽痰多，白滑易于咯出，证属（　　）

A. 风热袭肺　　B. 寒邪客肺　　C. 热邪犯肺

D. 痰浊阻肺　　E. 燥邪犯肺

12. 古人所称的“噫”是指（　　）

A. 呃逆　　B. 嗳气　　C. 少气

D. 呵欠　　E. 鼻鼾

13. 以下哪项不是呃逆的常见原因（　　）

A. 寒邪客胃　　B. 热邪犯胃　　C. 脾失健运

D. 胃气衰败　　E. 饮食刺激

14.最易导致太息的是（　　）

A. 肝风内动　　B. 肝气虚弱　　C. 肝气郁结

D. 肝阳上亢　　E. 肝风内动

15. 食积内停引起的呕吐多表现为（　　）

A. 呕吐酸腐食物　　B. 呕吐清水痰涎　　C. 呕吐黄绿苦水

D. 呕吐酸臭秽浊　　E. 喷射状呕吐

16. 古称谓“哕”者即（　　）

A. 干呕　　B. 恶心　　C. 呕吐

D. 呃逆　　E. 嗳气

17. 嗳气低沉断续，无酸臭气味者多为（　　）

A. 食滞胃脘　　B. 寒邪客胃　　C. 脾胃虚弱

D. 肝气犯胃　　E. 热邪犯胃

18. 胃热者，其口气特点为（　　）

A. 酸臭　　B. 奇臭　　C. 臭秽

D. 腐臭　　E. 尸臭

19. 病室有烂苹果样气味，可见于（　　）

A. 水肿病晚期　　B. 消渴病危重期　　C. 脱血夺气

D. 脏腑败坏　　E. 有机磷农药中毒

20. 有机磷农药中毒病人的病室气味为（　　）

A. 蒜臭味　　B. 尿臊味　　C. 腐臭味

D. 烂苹果味　　E. 血腥味

21. 水逆证的呕吐特点是（　　）
A. 吐利并作　　B. 饮后即吐　　C. 朝食暮吐
D. 呕吐酸腐　　E. 呕吐如喷
22. 嗳气频作连续，兼脘腹冷痛者，属于（　　）
A. 寒邪客胃　　B. 湿困脾胃　　C. 肝气犯胃
D. 宿食内停　　E. 胃虚气逆
23. 嗳气频作响亮，常因情志变化而增减者，证属（　　）
A. 胃虚气逆　　B. 寒邪客胃　　C. 食滞胃脘
D. 肝气犯胃　　E. 胃肠实热
24. 外感风寒或风热之邪，或痰湿壅肺，肺失宣肃，导致的音哑或失音，称（　　）
A. 子喑　　B. 金破不鸣　　C. 金实不鸣
D. 少气　　E. 短气
25. 郑声的病机为（　　）
A. 热扰心神，神明失主　　B. 脏气衰竭，心神散乱　　C. 瘀血内阻，心脉痹塞
D. 心气不足，神失所养　　E. 痰湿内阻，心脉痹塞
26. 自言自语，喃喃不休，见人语止，首尾不续，属于（　　）
A. 错语　　B. 独语　　C. 谵语
D. 郑声　　E. 狂言
27. 神志清楚，思维正常而吐字困难，或吐字不清，语言不流畅，属于（　　）
A. 狂语　　B. 错语　　C. 呓语
D. 语謇　　E. 谵语
28. 对喘与哮的认识错误的是（　　）
A. 喘以气促呼吸困难为主　　B. 哮以喉间哮鸣声为主　　C. 喘属虚证，哮属实证
D. 哮与喘常同时出现　　E. 喘不兼哮，哮必兼喘
29. 动则喘甚，呼多吸少，气短难续，息微声低，以深吸为快者，属于（　　）
A. 痰热壅肺　　B. 痰湿阻肺　　C. 风寒袭肺
D. 肺肾气虚　　E. 肺脾气虚
30. 气从胃中上逆出咽喉而发声短频者，称（　　）
A. 呃逆　　B. 太息　　C. 干呕
D. 嗳气　　E. 恶心
31. 胃中气体上出咽喉所发出的长而缓的声音，称（　　）
A. 夺气　　B. 嗳气　　C. 呃逆
D. 太息　　E. 呵欠
32. 带下臭秽、色黄质稠，多属（　　）
A. 湿热　　B. 肾虚　　C. 寒湿
D. 癌病　　E. 火热

（二）A2 型题

1. 患者，男，23 岁。3 天来恶寒发热，鼻塞流浊涕，头痛咽痛，咳嗽，口干，稍有汗出，舌尖红苔薄黄，脉浮数。其咳嗽属于（　　）

A. 风热表证　　B. 风热犯肺　　C. 痰湿阻肺
D. 痰热壅肺　　E. 阴虚肺燥

2. 患者，男，56 岁，患头晕、头痛 5 年。前天头痛加重，并见口眼歪斜，语言不畅，时感四肢麻木，左半身不能活动，舌红，苔黄腻，脉弦滑。此属于（　　）

A. 中风　　B. 癫病　　C. 痫病
D. 狂病　　E. 郁病

3. 患者，男，69 岁。患者神志清楚，思维正常，但语言不流利，或吐字不清。此属于（　　）

A. 错语　　B. 言謇　　C. 谵语
D. 郑声　　E. 狂言

4. 患者，男，36 岁，患胃病 10 年。近 1 周来干呕时作，口渴心烦，胃脘隐痛，知饥而不欲饮食，便结溲黄，舌红少苔，脉弦细偏数。其胃痛属于（　　）

A. 食滞胃脘　　B. 胃火炽盛　　C. 胃阴亏虚
D. 肝气犯胃　　E. 脾胃虚弱

5. 患者，男，59 岁。1 周前吃冰箱内水果后，肠鸣腹泻加重，脘腹痞满，舌苔白腻，脉沉弦。其肠鸣属于（　　）

A. 胃肠虚寒　　B. 痰饮停胃　　C. 寒客胃肠
D. 肝脾不调　　E. 肠道气滞

二、B 型题

A. 夺气　　B. 郑声　　C. 独语
D. 错语　　E. 狂言

1. 痰火扰心导致（　　）
2. 心气大伤导致（　　）

A. 语声重浊　　B. 音哑或失音　　C. 呻吟
D. 惊呼　　E. 狂言

3. 金实不鸣可见（　　）
4. 外感风寒可见（　　）

A. 喘　　B. 哮　　C. 声重
D. 少气　　E. 太息

5. 痰热壅肺可见（　　）

6. 痰饮宿疾可见（　　）

A. 干呕无物　B. 呕吐酸腐　C. 呕吐清水
D. 喷射呕吐　E. 朝食暮吐

7. 饮食积滞可见（　　）
8. 胃阴亏虚可见（　　）

A. 口气酸腐　B. 口气腥臭　C. 口气酸臭
D. 口气臭秽　E. 口气臊臭

9. 食积胃肠多为（　　）
10. 胃热多为（　　）

A. 干咳　B. 咳声低微　C. 咳声重浊
D. 咳如犬吠　E. 咳后鸡鸣样回声

11. 白喉的特点是（　　）
12. 百日咳的特点是（　　）

A. 郑声　B. 谵语　C. 独语
D. 错语　E. 狂言

13. 自言自语，喃喃不止，见人则止，首尾不续者，称（　　）
14. 患者神识清楚而语言时有错乱，语后自知言错者，称（　　）

A. 燥邪犯肺　B. 痰湿阻肺　C. 热邪犯肺
D. 肺气虚损　E. 肺阴不足

15. 秋天咳嗽，咳声不扬，痰少而黏，不易咳出。其临床意义是（　　）
16.咳嗽，咳有痰声，痰多色白易咳。其临床意义是（　　）

A. 食积　B. 寒湿　C. 湿热
D. 热毒　E. 痰饮

17. 带下清稀而腥者，多属（　　）
18. 小便臊臭，黄赤混浊者，多属（　　）

A. 实热之证　B. 虚寒之证　C. 热扰神明
D. 食滞胃脘　E. 阴虚胃热

19. 呕吐呈喷射状者，多为（　　）
20. 呕声壮厉，吐势较猛，呕吐物呈黏稠黄水，多为（　　）

三、X 型题

1. 关于“金破不鸣”的病因病机描述错误的是（　　）
   A. 暴怒喊叫　　B. 肺气不足　　C. 外感风寒
   D. 阴虚火旺　　E. 痰热内蕴
2. 语謇多见于（　　）
   A. 伤寒蓄血证　　B. 中风之先兆　　C. 痰火扰神证
   D. 中风后遗症　　E. 心气大伤
3. 哮证的表现有（　　）
   A. 呼吸急促似喘　　B. 常反复发作　　C. 喉间有哮鸣音
   D. 缠绵难愈　　E. 气短不足以息
4. 语言异常可见于（　　）
   A. 谵语　　B. 郑声　　C. 独语
   D. 语謇　　E. 狂言
5. 胃气上逆可出现（　　）
   A. 呕吐　　B. 呃逆　　C. 肠鸣
   D. 嗳气　　E. 呵欠

四、判断题

1. 独语多因心气虚弱，神气不足，或气郁痰阻，蒙蔽心神所致，可见于癫病、郁病。（　　）

2. 错语实证多因痰浊、瘀血、气郁等阻遏心神所致。（　　）

3. 实喘发作急骤，气粗声高息涌，胸中胀闷，惟以深吸为快。（　　）

4. 呕声微弱，吐势徐缓，呕吐物清稀者，为实证、寒证。（　　）

5. 新病呃逆，其声响亮有力者，多属寒邪或热邪客胃。（　　）

五、填空题

1. 语声低微细弱，声音断续而懒言，其证为________、________、________。

2. 新病声音嘶哑，多属________证；久病音哑，多属________证。

3. 新病呻吟，声音高亢有力者，多为________、________、________。

4. 呕吐的病机为________。

5. 呕吐物清稀者，为________、________；呕吐物呈黄黏痰水，或酸或苦，为________、________。

六、名词解释

金实不鸣　金破不鸣　夺气　谵语　郑声　语謇　喘　哮　少气
嗳气　呃逆

七、简答题

1. 音哑与失音如何辨虚实？
2. 谵语和郑声有何异同？
3. 试述喘和哮的闻诊特点，二者有何联系和区别？
4. 怎样从咳嗽声分辨疾病的寒热虚实？
5. 为什么说“五脏六腑皆令人咳，非独肺也”？

八、论述题

试述四种病态呼吸的临床特征及意义。

九、病例分析题

1. 患者，男，19 岁。咳嗽，痰稠色黄，发热微恶风寒，鼻塞流浊涕，口干微渴，咽喉肿痛，舌尖红，苔薄黄，脉浮数。请判断该病案的病位、虚实、寒热属性。

2. 患者，女，30 岁。昨日饮食不甚，今早呕吐 3 次，呕吐物酸腐，脘腹胀满，嗳气厌食，大便或溏或结，舌苔厚腻，脉滑实。请判断该病案的病位、虚实、寒热属性。

参考答案

一、A 型题

（一）A1 型题

1.B 2.A 3.C 4.B 5.B 6.C 7.D 8.D 9.D 10.C 11.D 12.B 13.C 14.C 15.A 16.D 17.C 18.C 19.B 20.A 21.B 22.A 23.D 24.C 25.B 26.B 27.D 28.C 29.D 30.A 31.B 32.A

（二）A2 型题

1.B 2.A 3.B 4.C 5.C

二、B 型题

1.E 2.B 3.B 4.A 5.A 6.B 7.B 8.A 9.C 10.D 11.D 12.E 13.C 14.D 15.A 16.B 17.B 18.C 19.C 20.A

三、X 型题

1.ACE 2.BD 3.ABCD 4.ABCDE 5.ABD

四、判断题

1. √ 2. √ 3. × 4. × 5. √

五、填空题

1. 虚证，寒证，阴证
2. 实；虚
3. 阳证，实证，热证
4. 胃气上逆
5. 虚证，寒证；实证，热证

六、名词解释

金实不鸣：新病音哑或失音者，多属实证，多因外感风寒或风热袭肺，或痰湿壅肺，肺气不宣，清肃失司所致，即所谓“金实不鸣”。

金破不鸣：久病音哑或失音者，多属虚证，多因各种原因导致阴虚火旺，或肺气不足，津亏肺损，声音难出，即所谓“金破不鸣”。

夺气：语言低微，气短不续，欲言不能接续者，是宗气大虚之征。

谵语：神识不清，语无伦次，声高有力的实证表现，因邪热内扰神明所致。

郑声：神识不清，语言重复，时断时续，语声低弱模糊，多因久病脏气衰竭，心神散乱所致。

语謇：患者神志清楚，思维正常，但语言不流利，吐字不清，与舌强并见，因风痰阻络所致。

喘：呼吸困难、短促急迫，甚至张口抬肩，鼻翼扇动，难以平卧，其发病多与肺、肾等脏腑有关，临床有虚实之分。

哮：呼吸急促似喘，喉间有哮鸣音，常反复发作，缠绵难愈，多因痰饮内伏，复感外邪等诱发。

少气：呼吸微弱而声低，气少不足以息，言语无力。少气又称气微，主诸虚劳损，多因久病体虚或肺肾气虚所致。

嗳气：胃中气体上出咽喉所发出的声长而缓的症状，是胃气上逆的表现。

呃逆：从咽喉发出的不由自主的冲击声，声短而频，呃呃作响的症状，是胃气上逆的表现。

七、简答题

1. 新病音哑或失音者，多属实证，多因外感风寒或风热袭肺，或痰湿壅肺，肺气不宣，清肃失司所致，即所谓“金实不鸣”。久病音哑或失音者，多属虚证，多因各种原因导致阴虚火旺，或肺气不足，津亏肺损，声音难出，即所谓“金破不鸣”。若久病重病，突现语声嘶哑，多是脏气将绝之危象。

2. 谵语和郑声均可见神志不清，语言异常，为心神病变。谵语以语无伦次、声高有力为特征，多由邪热内扰神明所致，属实证。郑声以语言重复、时断时续、语声低弱模糊为特征，多因久病脏气衰竭，心神散乱所致，属虚证。《伤寒论》谓："实则谵语，虚则郑声。"

3. 喘以气息急迫、呼吸困难为主；哮以呼吸急促似喘，但喉间有哮鸣音为特征。喘不兼哮，但哮必兼喘。临床上哮与喘常同时出现，故常并称为哮喘。

4. 一般来说，咳声重浊沉闷，为寒痰湿浊停聚于肺，肺失肃降所致，属寒证、实证。咳声响亮，痰稠色黄，不易咳出，多属热邪犯肺，是为热证、实证。咳声轻清低微，多属久病耗伤肺气，属虚证。咳嗽痰多，易于咯出，为痰浊阻肺，属实证。

5. 咳嗽是肺脏疾病最主要的临床表现，因为肺为娇脏，不耐寒热，外合皮毛，开窍于鼻，直通天阳之气，故极易受邪以致肺失宣降，肺气上逆而导致咳嗽，故曰"肺主咳"。但除肺脏本身病变可发生咳嗽外，又因肺朝百脉而通他脏，故五脏六腑有病，病气亦可由脉络影响肺而引起咳嗽。因此，《素问·咳论》指出："五脏六腑皆令人咳，非独肺也。"

八、论述题

喘是指呼吸困难、短促急迫，甚至张口抬肩，鼻翼扇动，难以平卧，其发病多与肺、肾等脏腑有关，临床有虚实之分。哮是指呼吸急促似喘，喉间有哮鸣音，常反复发作，缠绵难愈，多因痰饮内伏，复感外邪而诱发，也可因久居寒湿之地，或过食酸、咸、生冷等而诱发。短气是指呼吸气急短促，气短不足以息，数而不相接续，似喘而不抬肩，喉中无痰鸣音。短气有虚实之别。少气是指呼吸微弱而声低，气少不足以息，言语无力。少气又称气微，主诸虚劳损，多因久病体虚或肺肾气虚所致。

九、病例分析题

1. 该病案病位在肺，属于实证，热证。风热犯肺，肺失清肃，肺气上逆，故见咳嗽；热邪灼津为痰，故痰稠色黄；肺卫受邪，卫气被遏，肌表失于温煦，故恶寒；卫气抗邪，则发热；热为阳邪，郁遏卫阳较轻，故热重寒轻；肺系受邪，鼻窍不利，故见鼻塞涕浊；咽喉不利，故见咽喉肿痛；风热在肺卫，伤津不甚，故见口干微渴；舌尖红，苔薄黄，脉浮数，乃风热犯表之征。

2. 该病案病位在胃，属于实证，热证。患者饮食不甚，食积胃脘，胃气上逆，故而恶心呕吐，呕吐酸腐，嗳气厌食；食积化热，燥热伤津，则大便秘结；舌苔厚腻，脉滑实是食积的表现。

第三章 问 诊

习 题

一、A 型题

（一）A1 型题

1. 下列各项，最正确的主诉是（ ）
   A. 经常腹痛已多年 B.5 年来右胁胀痛 C. 患高血压病 1 年
   D. 发热、咳嗽 2 天 E. 咳喘反复发作 20 年
2. 现病史的时间界限是（ ）
   A. 医生认为最恰当的时间 B. 没有明确的时间界限
   C. 当前所有症状出现的时间 D. 既往史涉及病痛的时间
   E. 主诉所述症状所定的时间
3. 下列各项，不属现病史内容的是（ ）
   A. 发病情况 B. 病变过程 C. 做过何诊断
   D. 经过哪些治疗 E. 过去患过何病
4. 与籍贯或居住地域关系最为密切的疾病是（ ）
   A. 麻疹 B. 癃闭 C. 疟疾
   D. 中风 E. 丹毒
5. 下列哪项是诊断表证所必须具备的症状（ ）
   A. 发热 B. 恶寒 C. 苔薄
   D. 脉浮 E. 咳喘
6. 下列哪项不属于十问歌内容（ ）
   A. 问饮食 B. 问胸腹 C. 问睡眠
   D. 问寒热 E. 问头身
7. 发热以下午 3 ~ 5 时为重，伴腹满硬痛、大便秘结者，多见于（ ）
   A. 少阳病 B. 阳明病 C. 疟疾
   D. 湿温 E. 阴虚
8. 下列各项，属阳明潮热发热特点的是（ ）

A. 低热，食后发作　B. 夏季长期低热
C. 热势较低，午后或夜间发生　D. 身热不扬，午后热甚
E. 热势较高，日晡为甚

9. 午后潮热，伴有身热不扬者属（　　）
A. 湿温潮热　B. 骨蒸劳热　C. 阴虚潮热
D. 阳明潮热　E. 气虚发热

10. 提示疾病发展转折点的是（　　）
A. 自汗　B. 绝汗　C. 盗汗
D. 战汗　E. 头汗

11. 自汗、盗汗并见，常见于（　　）
A. 阴虚证　B. 阳虚证　C. 血虚证
D. 气阴两虚证　E. 气虚

12. 患者心悸，伴颧红、盗汗，多属（　　）
A. 心气虚　B. 心血虚　C. 心阴虚
D. 心阳虚　E. 心脉痹阻

13. 有形实邪闭阻气机所致的疼痛，其疼痛性质是（　　）
A. 胀痛　B. 灼痛　C. 冷痛
D. 绞痛　E. 隐痛

14. 气滞引起的疼痛特点是（　　）
A. 隐痛　B. 重痛　C. 掣痛
D. 胀痛　E. 刺痛

15. 绞痛的特点是（　　）
A. 胀闷疼痛　B. 灼热疼痛　C. 牵扯样痛
D. 痛如刀绞　E. 刺痛

16. 疼痛如针刺之状，固定不移的是（　　）
A. 瘀血　B. 气滞　C. 风湿
D. 血虚　E. 湿热

17. 寒邪阻络常可引起（　　）
A. 隐痛　B. 冷痛　C. 掣痛
D. 空痛　E. 酸痛

18. 重痛的特点是（　　）
A. 胀闷疼痛　B. 灼热疼痛　C. 牵扯样痛
D. 沉重而痛　E. 胀痛

19. 掣痛又称为（　　）
A. 隐痛　B. 酸痛　C. 彻痛
D. 刺痛　E. 绞痛

20. 下列哪项与胸痛有关（　　）

A. 心肺病　　B. 肝胆病　　C. 脾胃病
D. 肾病　　E. 胞宫

21. 情志郁结不疏所致胸痛的特点是（　　）
A. 胸背彻痛　　B. 胸痛喘促　　C. 胸痛咯血
D. 胸痛走窜　　E. 胸部刺痛

22. 右少腹作痛拒按，或出现反跳痛的临床意义是（　　）
A. 水鼓　　B. 气鼓　　C. 虚积
D. 肠痈　　E. 虫积

23. 痰湿内阻所致头晕的特征，是伴有（　　）
A. 胀痛　　B. 刺痛　　C. 眼花
D. 耳鸣　　E. 昏沉

24. 头晕而重，如物缠裹，苔腻者，多因（　　）
A. 瘀血　　B. 痰湿　　C. 气虚
D. 风寒　　E. 气滞

25. 痰湿内阻导致的头晕是（　　）
A. 头晕面白，腰膝冷痛　　B. 头晕面白，神疲体倦　　C. 头晕刺痛，痛有定处
D. 头晕且重，如物裹缠　　E. 头晕耳鸣，胸闷气短

26. 患者自觉耳内鸣响的症状，如闻潮水，或如蝉鸣者属（　　）
A. 耳鸣　　B. 耳聋　　C. 重听
D. 耳闭　　E. 脓耳

27. 患者视物不清，模糊不明者，多属（　　）
A. 目眩　　B. 目昏　　C. 雀目
D. 歧视　　E. 目痒

28. 下列除哪项外，均可导致渴不多饮（　　）
A. 阴虚　　B. 湿热　　C. 寒湿
D. 痰饮　　E. 瘀血

29. 下列哪项不会出现口渴多饮（　　）
A. 热盛伤津　　B. 汗出过多　　C. 剧烈呕吐
D. 泻下过度　　E. 湿热内阻

30. 下列各项，可见口干但欲漱水不欲咽症状的是（　　）
A. 湿热　　B. 阴虚　　C. 痰饮
D. 瘀血　　E. 温病营分证

31. 渴不多饮，兼身热不扬，头身困重，胸闷纳呆，舌苔黄腻，其临床意义是（　　）
A. 湿热内蕴　　B. 饮停胃肠　　C. 瘀血内阻
D. 热入营分　　E. 阴虚火旺

32. 患者自觉胃脘胀闷不舒，且嗳腐吞酸，多为（　　）
A. 气滞　　B. 食积　　C. 湿阻

D. 脾虚　　E. 气逆

33. 消谷善饥的临床意义是（　　）

A. 脾胃虚弱　　B. 湿热蕴脾　　C. 肝胆湿热

D. 胃阴不足　　E. 胃火炽盛

34. 饥不欲食可见于（　　）

A. 胃火亢盛　　B. 胃强脾弱　　C. 脾胃湿热

D. 胃阴不足　　E. 肝胃蕴热

35. 属于除中表现的是（　　）

A. 食欲旺盛　　B. 食量逐渐减少　　C. 食量逐渐增加

D. 饥而不欲食　　E. 重病突然欲食

36. 病人口淡乏味，常提示的是（　　）

A. 痰热内盛　　B. 湿热蕴脾　　C. 肝胃郁热

D. 脾胃虚弱　　E. 食滞胃脘

37. 久病重病患者多日不想进食，突然食欲大增，其临床意义是（　　）

A. 除中　　B. 消谷善饥　　C. 饥不欲食

D. 纳呆　　E. 偏嗜食物

38. 口中黏腻不爽，其临床意义是（　　）

A. 胃火炽盛　　B. 湿热蕴脾　　C. 胆火上炎

D. 心火上炎　　E. 脾胃气虚

39. 肝胃蕴热的口味是（　　）

A. 口中泛酸　　B. 口中酸馊　　C. 口甜黏腻

D. 口中味苦　　E. 口中味咸

40. 大便先干后溏，多属（　　）

A. 脾气虚弱　　B. 肝郁乘脾　　C. 命门火衰

D. 湿盛伤脾　　E. 食滞胃肠

41. 下列何症属肝郁脾虚（　　）

A. 泻下黄糜　　B. 便夹脓血　　C. 溏结不调

D. 肛门灼热　　E. 里急后重

42. 下列各项，不属于排便感异常的是（　　）

A. 肛门灼热　　B. 排便不爽　　C. 里急后重

D. 肛门重坠　　E. 完谷不化

43. 下列除哪一项外均可导致余沥不尽（　　）

A. 肾阳不足　　B. 肾阴亏损　　C. 久病体弱

D. 肾气不固　　E. 年老体弱

44. 下列除哪项外，皆肾气不固所致（　　）

A. 尿频而清　　B. 余沥不尽　　C. 小便失禁

D. 尿频而痛　　E. 遗尿

45. 月经先期的临床意义是（　　）
A. 血海空虚　B. 阴寒凝滞　C. 瘀血阻滞
D. 肝郁化热　E. 阳气盛衰

46. 以“十问”概括问诊的医学家是（　　）
A. 张仲景　B. 李时珍　C. 张景岳
D. 喻嘉言　E. 赵晴初

47. 病人就诊时最感痛苦的症状、体征及其持续时间，属（　　）
A. 现在症　B. 现病史　C. 主诉
D. 生活史　E. 既往史

48. 下列主诉最正确的是（　　）
A. 因患肝癌就诊　B. 发热、咳嗽、咳痰　C. 痢疾两个月
D. 胁痛、肝胆火盛 2 周　E. 头晕 1 周，加重半天

49. 四肢麻木，痿废不用，多为（　　）
A. 风寒入络　B. 气血两虚　C. 风痰阻络
D. 寒湿阻滞　E. 脾胃虚弱

50. 心悸失眠，头晕气短，面白唇淡，多属（　　）
A. 水气凌心　B. 心阳亏虚　C. 气血两虚
D. 心气亏虚　E. 胆郁痰扰

51. 腹胀纳少，食后腹胀尤甚，多属（　　）
A. 饮停胃肠　B. 食积胃肠　C. 寒湿犯胃
D. 脾虚不运　E. 肝气郁滞

52. 战汗产生的机理是（　　）
A. 邪胜正衰　B. 正邪剧争　C. 正胜邪退
D. 正邪俱衰　E. 寒邪袭表

53. 小儿夏季长期发热，烦渴多饮无汗，秋凉自愈，多为（　　）
A. 气虚发热　B. 阴虚发热　C. 血虚发热
D. 气郁发热　E. 气阴两虚

54. 胸背彻痛剧烈，发病急骤，面色青灰，多因（　　）
A. 肺热炽盛　B. 痰热壅肺　C. 饮停胸胁
D. 痰瘀阻滞肺络　E. 心脉急骤闭塞

55. 病人日夜沉睡，呼之难醒，多为（　　）
A. 但欲寐　B. 多睡眠　C. 嗜睡
D. 昏睡　E. 昏迷

（二）A2 型题

1. 患者，男，45 岁，突发耳鸣，声大如潮，按之不减，舌红苔黄，脉弦数。其耳鸣的病机为（　　）

A. 阴虚火旺　　B. 肝胆火盛　　C. 肝肾阴虚
D. 肾精亏损　　E. 心火亢盛

2. 患者，女，41 岁，近两个月来双目干涩不适，视物昏花，头晕，面白，月经量少，眼睑色淡，舌淡苔白，脉细。其目昏的病机是（　　）

A. 阳气亏虚　　B. 精血亏虚　　C. 津液亏虚
D. 肾精亏虚　　E. 气血亏虚

3. 患者，女，47 岁，腹胀，便溏，食少，面色淡黄而虚浮。其腹胀表现属于（　　）

A. 脾胃虚寒　　B. 脾虚湿盛　　C. 阳虚水泛
D. 气滞湿阻　　E. 食积胃肠

4. 患者，男，55 岁，近两个月来经常饭后嗜睡，神倦乏力，食少。其嗜睡的病机是（　　）

A. 痰饮内停　　B. 胃强脾弱　　C. 痰湿困脾
D. 心肾阳虚　　E. 中气不足

5. 患者，男，30 岁，高热 3 天，大渴喜饮，面赤，汗出，舌红苔黄燥。其发热的病机是（　　）

A. 气分热盛　　B. 阳明腑证　　C. 消渴病
D. 温病营分证　　E. 湿热证

6. 患者，女，38 岁，症见心悸失眠，头晕健忘，面白，月经后期，舌淡，脉细。其心悸多属（　　）

A. 血虚失养　　B. 心胆气虚　　C. 阴虚火旺
D. 心阳亏虚　　E. 水湿内停

7. 患者，女，50 岁。病人头晕心悸，失眠健忘，面色淡白，气短懒言。其头晕属于（　　）

A. 痰湿内阻　　B. 阳气不足　　C. 阳气暴脱
D. 肾精亏虚　　E. 气血亏虚

8. 患者，男，55 岁，头痛、眩晕两年余，未系统治疗，近两周症状加重，现症见眩晕耳鸣，头目胀痛，急躁易怒，腰膝酸软，头重脚轻，舌质红，脉弦细数。其头痛的病机是（　　）

A. 肝风内动　　B. 肝火上炎　　C. 肝肾阴亏
D. 肝阳上亢　　E. 肝胆湿热

9. 患者，女，47 岁，近半年来经常头晕耳鸣，两目干涩，五心烦热，夜寐多梦，口燥咽干，舌红少津，脉弦细数。其目涩的病机是（　　）

A. 肝肾阴虚　　B. 精血亏虚　　C. 津液亏虚
D. 肾精亏虚　　E. 气血亏虚

10. 患者，男，65 岁，近 1 年来渐发耳鸣，声小如闻蝉鸣，按之鸣减或暂止。其耳鸣的病机为（　　）

A. 肝风内动　　B. 肝胆火盛　　C. 肝肾阴亏

D. 气血亏损　　E. 肝经风火

11. 患者，男，40 岁，自述右胁胀痛 1 个月，腹胀，厌食油腻，舌红苔黄腻。其胁痛的病机是（　　）

A. 脾胃湿热　　B. 肝胆湿热　　C. 痰湿内蕴

D. 胃火炽盛　　E. 肝胃不和

二、B 型题

A. 战汗　　B. 半身汗　　C. 绝汗

D. 盗汗　　E. 自汗

1. 阳气亏虚多见（　　）

2. 阴虚火旺多见（　　）

A. 大汗淋漓　　B. 半身汗出　　C. 战栗汗出

D. 睡时汗出　　E. 日间汗出

3. 绝汗的特点是（　　）

4. 自汗的特点是（　　）

A. 少腹冷痛，牵引阴部　　B. 小腹刺痛，经血紫暗　　C. 小腹胀痛，尿频灼痛

D. 大腹隐痛，喜温喜按　　E. 胁胀腹痛，泻后痛减

5. 脾胃虚寒导致的腹痛是（　　）

6. 瘀阻胞宫导致的腹痛是（　　）

A. 绞痛　　B. 刺痛　　C. 窜痛

D. 掣痛　　E. 重痛

7. 湿邪阻滞的疼痛特征是（　　）

8. 寒邪凝滞的疼痛特征是（　　）

A. 胸痛剧烈，持续不解　　B. 胸痛，咳吐脓血腥臭痰

C. 胸痛咳喘，痰白易咯　　D. 干咳胸痛，潮热盗汗

E. 心胸憋闷疼痛，时作时止

9. 胸痹的疼痛特征是（　　）

10. 真心痛的疼痛特征是（　　）

A. 阳明热盛　　B. 中风　　C. 心脾两虚

D. 上焦热盛　　E. 阳虚

11. 手足汗出可见于（　　）

12. 半身汗出可见于（　　）

A. 气虚阳虚　B. 邪正俱衰　C. 邪正俱盛
D. 邪去正复　E. 邪盛正衰
13. 战汗后身热不退，烦躁不安，脉来急疾的临床意义是（　　）
14. 战汗后汗出热退，脉静身凉的临床意义是（　　）

A. 恶寒发热　B. 但寒不热　C. 但热不寒
D. 无明显寒热症状　E. 寒热往来
15. 表证的寒热特征是（　　）
16. 半表半里证的寒热特征是（　　）

A. 热结便秘　B. 气虚便秘　C. 阴虚便秘
D. 寒凝便秘　E. 血虚便秘
17. 大便秘结，舌红少苔，脉细数者，属（　　）
18. 大便秘结，舌苔黄厚而燥，脉沉数者，属（　　）

A. 头晕头痛，痛有定处　B. 头晕胀痛，头重脚轻　C. 头晕面白，神疲体倦
D. 头晕且重，如物裹缠　E. 头晕胀痛，面红目赤
19. 肝阳上亢可见（　　）
20. 气血亏虚可见（　　）

A. 气机郁滞　B. 寒邪凝滞　C. 肝火上炎
D. 肝气乘脾　E. 痰蒙清窍
21. 胃脘胀痛的常见原因是（　　）
22. 头目胀痛的常见原因是（　　）

A. 气滞　B. 血瘀　C. 血虚
D. 血热　E. 痰湿
23. 月经量少，经色紫暗的原因是（　　）
24. 经期腹痛，夹有血块的原因是（　　）

A. 失眠　B. 肺痈　C. 哮病
D. 肺痨　E. 崩漏
25. 与血缘关系最密切的疾病是（　　）
26. 与生活接触最有关的疾病是（　　）

A. 肝脾不调　B. 脾肾阳虚　C. 脾虚气陷
D. 脾胃虚寒　E. 大肠湿热

27. 引起大便时溏时结的原因是（　　）
28. 引起排便不爽的原因是（　　）

A. 太阳经头痛　　B. 少阳经头痛　　C. 阳明经头痛
D. 厥阴经头痛　　E. 少阴经头痛

29. 两侧头痛者，多见于（　　）
30. 前额连眉棱骨痛者，多见于（　　）

三、X 型题

1. 下列病证中哪些可见寒热往来（　　）
A. 伤寒少阳病　　B. 半表半里证　　C. 表证
D. 里证　　E. 疟疾
2. 但头汗出，多见于（　　）
A. 上焦热蒸，迫津外泄　　B. 中焦湿热，迫津上越　　C. 虚阳上越，津随阳泄
D. 阴虚内热，迫津外泄　　E. 小儿熟睡汗出之“蒸笼头”
3. 头目胀痛多见于（　　）
A. 肝肾不足　　B. 肝阳上亢　　C. 肝火上炎
D. 肝血不足　　E. 肝阴虚损
4. 瘀血引起的疼痛可有（　　）
A. 隐痛　　B. 固定痛　　C. 掣痛
D. 刺痛　　E. 胀痛
5. 腰痛多见于（　　）
A. 湿热　　B. 瘀血　　C. 寒湿
D. 肾虚　　E. 结石
6. 暴病耳聋，多为（　　）
A. 风邪上袭耳窍　　B. 肝胆火扰　　C. 痰浊上蒙
D. 气虚精衰　　E. 肾阴亏虚
7. 渴不多饮可见于（　　）
A. 痰饮内停　　B. 湿热证　　C. 热入营分证
D. 血瘀证　　E. 热伤津液
8. 下列哪些属于排尿感的异常（　　）
A. 余溺不尽　　B. 遗尿失禁　　C. 小便涩痛
D. 尿量减少　　E. 癃闭不通
9. 胸闷与下列哪些脏腑的气机不畅有关（　　）
A. 心　　B. 肝　　C. 脾
D. 肺　　E. 肾
10. 月经过多多因（　　）

A. 气虚 B. 痰湿 C. 瘀血
D. 血热 E. 气滞

11. 下列哪些是现病史内容（ ）
A. 起病情况 B. 病变过程 C. 诊治经过
D. 现在症状 E. 平素健康情况

12. 恶寒发热可见于（ ）
A. 风寒表证 B. 风热表证 C. 少阳病
D. 伤风表证 E. 个别里证

13. 潮热多见于（ ）
A. 气分热盛 B. 阳明腑实证 C. 湿温病
D. 气虚证 E. 阴虚证

14. 下列哪些与壮热并见（ ）
A. 颧红 B. 烦渴引饮 C. 汗出过多
D. 舌红少苔 E. 脉洪数

15. 下列哪些表现常与脱汗并见（ ）
A. 面色苍白 B. 四肢厥冷 C. 突然寒战
D. 高热烦渴 E. 脉微欲绝

16. 气滞证可出现的疼痛有（ ）
A. 掣痛 B. 窜痛 C. 刺痛
D. 胀痛 E. 绞痛

17. 下述哪些是气滞引起的痛、胀特点（ ）
A. 症状时轻时重 B. 随“气行”觉舒 C. 按之一般有形
D. 部位多不固定 E. 随情绪而增减

18. 下列哪些可导致绞痛（ ）
A. 瘀血 B. 气滞 C. 虫积
D. 结石 E. 寒凝

19. 瘀血可导致的疼痛特点有（ ）
A. 固定痛 B. 胀痛 C. 走窜痛
D. 刺痛 E. 拒按

20. 心悸可见于下列哪些证（ ）
A. 心肾不交证 B. 心脉痹阻证 C. 心肾阳虚证
D. 心肝血虚证 E. 肾虚水泛证

21. 失眠的常见原因有（ ）
A. 心肾不交 B. 食积于胃 C. 痰热内扰
D. 阴血亏虚 E. 胆郁痰扰

22. 嗜睡的常见原因有（ ）
A. 痰湿困脾 B. 中气不足 C. 痰瘀蒙蔽心神

D. 心肾阳衰　　E. 心肾不交

23. 消谷善饥多见于（　　）

A. 胃强脾弱　　B. 胃火炽盛　　C. 脾胃湿热

D. 气郁化火　　E. 消渴病

24. 久病重病本不能食，而突然欲食或暴食，是（　　）

A. 除中　　B. 阳气来复　　C. 假神

D. 脾胃之气将绝　　E. 危症

25. 腹痛窘迫，时时欲泻，肛门重坠，便出不爽，为（　　）

A. 肝郁乘脾　　B. 大肠湿热　　C. 痢疾主症

D. 里急后重　　E. 脾胃气滞

26. 大肠湿热可见下列哪些症状（　　）

A. 便血色黑　　B. 里急后重　　C. 肛门灼热

D. 下利脓血　　E. 排便不爽

27. 下列哪些原因可导致腹泻（　　）

A. 肝郁乘脾　　B. 食滞胃肠　　C. 大肠湿热

D. 脾虚　　E. 脾肾阳虚

28. 下列哪些原因可导致便秘（　　）

A. 热盛伤津　　B. 阴液亏虚　　C. 气阴两亏

D. 气虚传送无力　　E. 阳虚寒凝

29. 肾气不固可导致下列哪些症状（　　）

A. 遗尿　　B. 癃闭　　C. 小便失禁

D. 小便涩痛　　E. 余沥不尽

30. 膀胱湿热下注常见哪些表现（　　）

A. 尿频而急　　B. 尿量多　　C. 尿痛

D. 小便失禁　　E. 小便短赤

四、判断题

1. 只要口渴就提示体内津液不足。（　　）
2. 心、肺、肝的病证均可导致胸闷。（　　）
3. 病人遇风觉冷，避之可缓的症状，称恶风。（　　）
4. 耳鸣、耳聋皆因肾虚所致。（　　）
5. 嗜睡多因机体阴阳平衡失调，阴虚阳盛所致。（　　）
6. 日晡潮热表现为午后或夜间低热。（　　）
7. 除中是疾病向愈的表现。（　　）
8. 阳明病可表现为病人自觉时冷时热，一日多次发作而无时间规律。（　　）
9. 刺痛多因瘀血导致，以头部及胸胁、脘腹等处较为常见。（　　）
10. 便血可因湿热蕴结于肠道所致。（　　）

11. 排便不爽与里急后重均可见于大肠湿热。(　　)
12. 滑泻失禁多属脾肾阳虚所致。(　　)
13. 失眠主要由于机体阴阳平衡失调，阴虚阳盛，阴不入阳所致。(　　)
14. 经前或经期小腹胀痛或刺痛拒按，多属寒凝血瘀。(　　)
15. 消谷善饥，兼多饮多尿，形体消瘦者，多属胃强脾弱。(　　)
16. 随月经周期而出现规律性的小腹疼痛，谓之痛经。(　　)

五、填空题

1. 余沥不尽和小便失禁多因________所致；小便短赤频数多属________。
2. 患者自觉胃脘胀闷不舒的症状，称________。
3. 痛经患者多有周期性的小腹疼痛，若经前小腹胀痛或刺痛拒按者，多属______。
4. 但寒不热，临床上常见________和久病畏寒两种类型。
5. “阳加于阴谓之汗”，汗是________蒸化________经玄府达于体表而成。
6. 胀痛指疼痛兼有胀感的症状，________是作痛的特点。
7. 灼痛的性质有虚有实，________所致者为实证；________所致者为虚证。
8. 前额连眉棱骨痛者，病在________经。
9. 崩漏形成的原因主要有________、血热、血瘀。
10. 现病史是指围绕主诉从________到________时，疾病的发生、发展、变化及治疗的经过。
11. 既往史主要包括________和________。
12. 临床常见的寒热类型有________、________、________和________四种。
13. 自觉怕冷，加衣盖被或近火取暖可以缓解，称________，多因________所致。
14. 入睡之后汗出，醒后汗止，称________，多因________所致。
15. 病人自汗与盗汗并见，常提示________。
16. 亡阳证的汗出特征是________；亡阴证的汗出特征是________。
17. 绞痛多因________或________所致。
18. 胁痛指胁的一侧或两侧疼痛的症状，多与________有关。
19. 头晕面白，神疲乏力，舌淡，脉弱者，多因________所致。
20. ________指患者食欲过于旺盛，进食量多，食后不久即感饥饿的症状。
21. 脘痛者，________证多在进食后疼痛加剧，________证多在进食后疼痛缓解。
22. 午后发热明显，身热不扬，肌肤初扪之不觉很热，扪之稍久即觉灼手，称________。
23. 乏力，头晕，伴面色无华者，多为________。

六、名词解释

主诉　现病史　恶寒　畏寒　潮热　壮热　自汗　盗汗
战汗　绝汗　除中　完谷不化　里急后重　癃闭　心悸　五更泄
雀盲　消谷善饥

七、简答题

1. 何谓问诊？问诊的基本内容有哪些？
2. 何谓主诉？主诉的临床意义及书写要求。
3. 恶寒发热的特征、常见分类及临床意义。
4. 但寒不热主要分哪几个类型？各自的特征及临床意义是什么？
5. 但热不寒主要分哪几个类型？各自的特征及临床意义是什么？
6. 潮热的常见类型特征及其临床意义。
7. 自汗、盗汗的特征表现及临床意义。
8. 何谓绝汗？怎样区别亡阴之汗与亡阳之汗？
9. 虚实寒热所致疼痛的病机及临床特征。
10. 何谓耳鸣？怎样区别其虚实？
11. 便血如何区别远血与近血？
12. 何为绞痛？请举例说明。

八、论述题

1. 问寒热中常见的寒热类型有哪几种？各有何临床意义？
2. 里证特殊汗出包括哪几种？试述各自的特征及临床意义。

九、病例分析题

1. 吴某，男，52 岁。患者 10 年前疲劳后出现心悸气短，未经治疗，以后每因劳累则病情加重，因近两个月上症加重而来诊。现自觉胸闷，心悸，时有胸痛，畏寒肢冷，查四肢不温，面色淡白，舌淡胖，苔白滑，脉弱。请归纳主诉。

2. 刘某，男，55 岁。患者头痛、眩晕 5 年余，曾服中、西药治疗，但无显效。近 1 个月来症状加重而来诊，症见眩晕耳鸣，头目胀痛，面红目赤，急躁易怒，腰膝酸软，头重脚轻，步履不稳，失眠多梦，舌质红，脉弦细数。请归纳主诉。

3. 王某，男，40 岁。3 年来患者胁痛反复发作，前晚过量饮酒之后即感胁痛难忍，自服藿香正气水未效。来诊时胁肋剧痛，持续不解，厌食腹胀，口苦，泛呕，便溏不爽，小便短黄，舌红苔黄腻，脉滑数。请归纳主诉。

参考答案

一、A 型题

（一）A1 型题

1.D 2.E 3.E 4.C 5.B 6.C 7.B 8.E 9.A 10.D 11.D 12.C 13.D 14.D

15.D 16.A 17.B 18.D 19.C 20.A 21.D 22.D 23.E 24.B 25.D 26.A
27.B 28.C 29.E 30.D 31.A 32.B 33.E 34.D 35.E 36.D 37.A 38.B
39.A 40.A 41.C 42.E 43.B 44.D 45.D 46.C 47.C 48.E 49.E 50.C
51.D 52.B 53.E 54.E 55.D

（二）A2 型题

1.B 2.B 3.B 4.E 5.A 6.A 7.E 8.D 9.A 10.C 11.B

二、B 型题

1.E 2.D 3.A 4.E 5.D 6.B 7.E 8.A 9.E 10.A 11.A 12.B 13.E 14.D
15.A 16.E 17.C 18.A 19.B 20.C 21.A 22.C 23.B 24.B 25.C 26.D
27.A 28.E 29.B 30.C

三、X 型题

1.ABE 2.ACBE 3.BC 4.BD 5.BCDE 6.ABC 7.ABCD 8.ABC 9.ABD
10.ACD 11.ABCD 12.ABDE 13.BCE 14.BCE 15.ABDE 16.BD 17.ABDE
18.ACDE 19.ADE 20.ABCDE 21.ABCDE 22.ABCD 23.ABE 24.ACDE
25.BCD 26.BCDE 27.ABCDE 28.ABCDE 29.ACE 30.ACE

四、判断题

1.× 2.√ 3.√ 4.× 5.× 6.× 7.× 8.× 9.√ 10.√ 11.√ 12.√
13.× 14.× 15.× 16.√

五、填空题

1. 肾气不固；膀胱湿热
2. 脘痞
3. 气滞血瘀
4. 新病恶寒
5. 阳气；津液
6. 气滞
7. 火邪窜络；阴虚火旺
8. 阳明
9. 气虚
10. 起病，本次就诊
11. 既往健康状况，既往患病情况
12. 恶寒发热，但寒不热，但热不寒，寒热往来
13. 畏寒，阳虚

14. 盗汗，阴虚
15. 气阴两虚
16. 冷汗淋漓如水；汗热而黏如油
17. 有形实邪阻闭气机，寒邪凝滞气机
18. 肝胆病变
19. 气血亏虚
20. 消谷善饥
21. 实，虚
22. 湿温潮热
23. 气血亏虚

六、名词解释

主诉：是患者就诊时最感痛苦的症状、体征及其持续时间。

现病史：患者从起病到本次就诊时疾病的发生、发展及其诊治的经过。

恶寒：病人身寒怕冷，多加衣被，或近火取暖，仍感寒冷不缓解，见于实寒证。

畏寒：病人身寒怕冷，多加衣被，或近火取暖而寒冷能缓解，见于里寒证。

潮热：病人定时发热，或定时热甚，有一定规律，如潮汐之有定时，见于阳明腑实证、阴虚证或湿温病。

壮热：高热（体温超过 39℃）持续不退，属里实热证。

自汗：病人醒时汗出，活动尤甚，属气虚、阳虚证。

盗汗：睡则汗出，醒则汗止，属阴虚。

战汗：病势沉重之时，先见恶寒战栗，而后汗出，称战汗，见于伤寒病邪正剧争之时，是疾病发展的转折点。

绝汗：在病情危重的情况下，出现大汗不止的症状，常是亡阴或亡阳的表现。

除中：久病、重病本不能食，而突然饮食或暴食，是脾胃之气将绝之象。

完谷不化：大便中含有较多未消化的食物，多见于脾胃虚寒或肾虚命门火衰所致的泄泻。

里急后重：腹痛窘迫，时时欲便，肛门重坠，便出不爽，见于痢疾，是湿热内阻，肠道气滞所致。

癃闭：小便不畅，点滴而出为癃。小便不通，点滴不出为闭，合称癃闭。

心悸：患者自觉心跳不安的症状，多为心神的病变。

五更泄：病人黎明前腹痛作泄，泄后则安，形寒肢冷，腰膝酸软，属肾阳虚。

雀盲：白昼视力正常，每至黄昏视物不清，如雀之盲。

消谷善饥：食欲过于旺盛，食后不久，即感饥饿，胃火炽盛，腐熟太过所致。

七、简答题

1. 问诊是医生通过对患者或陪诊者进行有目的的询问，以了解健康状态、诊察病情的方法。问诊的基本内容主要包括一般情况、主诉、现病史、既往史、个人生活史、家族史等方面。

2. 主诉是患者就诊时最感痛苦的症状、体征及持续时间。主诉是促使患者此次就诊的主要原因，是疾病的主要症状，是进一步调查、分析、处理疾病的重要线索和依据。通过主诉常可初步估计疾病的范畴和类别、病势的轻重缓急。确切的主诉常可作为某系统疾病诊断的向导。主诉书写时需要注意：①主诉必须是最痛苦的症状或（和）体征，一般只有 1 ～ 3 个。②记录主诉时要简洁精炼，一般不超过 20 字。③主诉一般不能用诊断学术语。

3. 恶寒发热指患者恶寒与发热同时出现，是表证的特征性症状。常见类型有 3 种：①恶寒重发热轻，为外感风寒之邪所致，是风寒表证的特征。②发热重恶寒轻，为外感风热之邪所致，是风热表证的特征。③发热轻而恶风，为外感风邪所致，是伤风表证的特征。

4. 但寒不热主要分两种类型，即新病恶寒和久病畏寒。①新病恶寒：指患者病初即感觉怕冷，但体温不高的症状，主要见于里实寒证，多因感受寒邪较重，寒邪直中脏腑、经络，郁遏阳气，肌体失于温煦所致。②久病畏寒：指患者经常怕冷，四肢凉，得温可缓的症状，常兼面色㿠白、舌淡胖嫩、脉弱等症，主要见于里虚寒证，因阳气虚衰，形体失于温煦所致。

5. 但热不寒主要分 3 种类型，即壮热、潮热和微热。①壮热：指高热（体温在 39℃以上）持续不退，不恶寒只恶热的症状，多见于里实热证，常见于伤寒阳明经证或温病气分证。②潮热：指按时发热，或按时热势加重，如潮汐之有定时的症状。其中阳明潮热多见于阳明腑实证，阴虚潮热多见于阴虚火旺，湿温潮热多见于湿温病等。③微热：指发热不高，体温一般在 38℃以下，或仅自觉发热的症状。发热时间一般较长，病因病机较为复杂，常见于温病后期和某些内伤杂病。

6. 潮热常见 3 种类型，即阳明潮热、阴虚潮热和湿温潮热。①阳明潮热：多表现为日晡（下午 3 ～ 5 时，即申时）发热明显，且热势较高，亦称日晡潮热，常见于伤寒之阳明腑实证。②阴虚潮热：多表现为午后和夜间有低热，兼见颧红、盗汗、五心烦热等；严重者，感觉有热自骨内向外透发者，称“骨蒸潮热”，多属阴虚火旺所致。③湿温潮热：多表现为午后热甚，兼见身热不扬、头身困重等，常见于湿温病。此外，午后或夜间发热，亦可见于瘀血久积，郁而化热者；发热以夜间为甚者，称身热夜甚，温病见之多为热入营分，耗伤营阴的表现。

7. 自汗指醒时经常汗出，活动后尤甚的症状，常兼见神疲乏力、少气懒言或畏寒肢冷等症状，多见于气虚证和阳虚证。盗汗指睡时汗出，醒则汗止的症状，常兼见潮热、舌红少苔、脉细数等症状，多见于阴虚证。若气阴两虚者，常自汗、盗汗并见。

8. 绝汗指在病情危重的情况下，出现大汗不止的症状，常是亡阴或亡阳的表现，属危重证候。①若病势危重，冷汗淋漓如水，面色苍白，肢冷脉微者，属亡阳之汗，为阳气亡脱，津随气泄之危象。②若病势危重，汗热而黏如油，烦躁口渴，脉细数或疾者，属亡阴之汗，为枯竭之阴津外泄之危象。

9. ①实证疼痛的病机多因感受外邪，或气滞血瘀，或痰浊凝滞，或食积、虫积、结石等阻滞脏腑、经络，闭塞气机，使气血运行不畅所致，即所谓“不通则痛”，多表现为新病疼痛，痛势剧烈，持续不解，或痛而拒按等特点。②虚证疼痛的病机多因阳气亏虚，精血不足，脏腑经络失养所致，即所谓“不荣则痛”，多表现为久病疼痛，痛势较轻，时痛时止，或痛而喜按。③寒证疼痛的病机是寒邪阻滞经络或阳气亏虚，脏腑、经络、机体失于温煦所致，多表现为疼痛有冷感而喜暖的症状。④热证疼痛的病机是火邪窜络，或阴虚火旺，组织被灼所致，多表现为疼痛有灼热感而喜凉的症状。

10. 耳鸣指患者自觉耳内鸣响的症状，如闻潮水，或如蝉鸣。耳鸣可为单侧或双侧，或持续，或时发时止。

突发耳鸣，声大如雷，按之尤甚，属实证，多由肝胆火扰、肝阳上亢，或痰火壅结、气血瘀阻、风邪上袭，或药毒损伤耳窍等所致。

渐起耳鸣，声细如蝉，按之可减，或耳渐失聪而听力减退者，多属虚证，可因肾精亏虚，或脾气亏虚，清阳不升，或肝阴、肝血不足，髓海失充，耳窍失养所致。

11. 便血可以通过消化道出血点离肛门的远近及出血的颜色来区别远血和近血。其中胃、食管等离肛门较远的部位出血，血色暗红或黑色如柏油状，为远血；直肠或肛门附近的出血，血色鲜红，为近血。

12. 绞痛指痛势剧烈，如刀绞割的症状，多因有形实邪阻闭气机，或寒邪凝滞气机所致。如心脉痹阻引起的“真心痛”，结石阻滞胆管引起的上腹痛，结石阻塞尿路引起的小腹痛，寒邪犯胃引起的胃脘痛等，往往皆具有绞痛的特点。

八、论述题

1. 问寒热常见的寒热类型有 4 种，即恶寒发热、但寒不热、但热不寒、寒热往来：①恶寒发热：是表证的特征性症状，主要见于外感表证。其中恶寒重发热轻见于外感风寒表证，发热重恶寒轻见于外感风热表现，发热轻而恶风见于外感伤风表证。②但寒不热：是里寒证的特征，其中新病恶寒多见于里实寒证，而久病畏寒多见于里虚寒证。③但热不寒：是里热证的特征，多因阳盛或阴虚所致，有壮热、潮热、微热等不同表现。④寒热往来：常见于伤寒病的少阳病，或温病的邪伏膜原的半表半里证，为正邪相争，互为进退的病理表现，其中寒热往来有定时，见于疟疾；寒热往来无定时，多见于少阳病。

2. 里证特殊汗出包括自汗、盗汗、绝汗、战汗和黄汗：①自汗：指醒时经常汗出，活动后尤甚的症状，常兼见神疲乏力、少气懒言或畏寒肢冷等症状，多见于气虚证和阳虚证。②盗汗：指睡时汗出，醒则汗止的症状，常兼见潮热、舌红少苔、脉细数等症状，多见于阴虚证。③绝汗：指在病情危重的情况下，出现大汗不止的症状，常是亡阴或亡阳的表现。④战汗：指患者先恶寒战栗而后汗出的症状，常见于外感热病或伤寒邪正剧烈斗争的阶段，是疾病发展的转折点。若汗出热退，脉静身凉，提示邪去正复，疾病向愈；若汗出而身热不退，烦躁不安，脉来急疾，提示邪盛正衰，病情恶化。⑤黄汗：指汗出沾衣，色如黄柏汁的症状，多见于腋窝部，多因风湿热邪交蒸所致。

九、病例分析题

1. 答案：心悸、气短 10 年，加重 2 个月。
2. 答案：头痛、眩晕 5 年余，加重 1 个月。
3. 答案：胁痛反复发作 3 年，加重 2 天。

第四章 切 诊

习 题

一、A 型题

1. 我国现存最早的脉学专著是（ ）
   A.《难经》 B.《濒湖脉学》 C.《脉诀汇辨》
   D.《脉经》 E.《脉理求真》
2.《脉经》的作者是（ ）
   A. 李时珍 B. 华佗 C. 王叔和
   D. 张仲景 E. 张景岳
3. 脉象的形成，与下述哪项关系最密切（ ）
   A. 脾胃运化 B. 肺朝百脉 C. 心与血脉
   D. 肝主疏泄 E. 肾精盈亏
4. 下列诊脉方法中属于互相参照的诊法是（ ）
   A. 遍诊法 B. 人迎寸口诊法 C. 仲景三部诊法
   D. 寸口诊法 E. 三部九候诊法
5. 寸口脉分候脏腑，下列哪项不正确（ ）
   A. 左寸候心与膻中 B. 左关候脾胃 C. 左尺候肾与小腹
   D. 右寸候肺与胸中 E. 右尺候肾与小腹
6. 以浮、中、沉分候脏腑的办法，一般左手中取候（ ）
   A. 心 B. 肺 C. 脾
   D. 肝 E. 肾
7. 诊脉时三指平齐，略呈弓形倾斜，与受试者体表角度约呈（ ）
   A. 30° B. 45° C. 60°
   D. 75° E. 90°
8. 对诊脉选指的下列说法，哪项不正确（ ）
   A. 选用左或右手的食指、中指、无名指
   B. 三指指端平按
   C. 手指略呈弓形倾斜

D. 手指与受诊者体表约呈 45°角
E. 以指目紧贴于脉搏处

9. 下列哪项不是正常脉象的主要特征（　　）
A. 流利圆滑　B. 节律一致　C. 不浮不沉
D. 不大不小　E. 从容和缓

10. 脉有胃气最主要的表现是（　　）
A. 脉位居中，不浮不沉　B. 脉率调匀，不快不慢　C. 脉力充盈，不强不弱
D. 脉体适中，不大不小　E. 脉势从容、徐和、软滑

11. 平人与四季相适应的自身脉象调节表现为（　　）
A. 春弦、夏洪、秋毛、冬石　B. 春弦、夏毛、秋钩、冬石
C. 春钩、夏弦、秋毛、冬石　D. 春钩、夏弦、秋石、冬毛
E. 春毛、夏钩、秋石、冬毛

12. 浮脉的脉象特征是（　　）
A. 轻取即得，细软无力　B. 轻取即得，中空外软　C. 轻取即得，中空外坚
D. 举之有余，按之则无　E. 举之有余，按之不足

13.《内经》中所称的“毛脉”是指（　　）
A. 浮脉　B. 滑脉　C. 洪脉
D. 微脉　E. 虚脉

14. 浮取散漫，中候似无，沉候不应，并常伴有脉律不齐，或脉力不匀的脉象是（　　）
A. 革脉　B. 釜沸脉　C. 芤脉
D. 散脉　E. 微脉

15. 散脉不属于（　　）
A. 浮脉类　B. 脉律不齐类　C. 虚脉类
D. 有根脉　E. 无根脉

16. 芤脉的脉象特征是（　　）
A. 脉位浅表，软细无力　B. 浮取搏指，中空外坚　C. 浮大中空，如按葱管
D. 浮大中空，如按鼓皮　E. 浮取无力，按之无根

17. 见于突然出血过多，血量骤减的脉象是（　　）
A. 动脉　B. 涩脉　C. 芤脉
D. 浮脉　E. 伏脉

18. 临床上革脉不见的病症是（　　）
A. 亡血　B. 亡阳　C. 失精
D. 半产　E. 漏下

19. 沉脉最突出的表现在（　　）
A. 脉位较深　B. 脉形粗大　C. 脉势较强
D. 脉力较大　E. 脉形较长

20. 沉脉的脉象特征是（ ）

A. 轻取不应，重按无力 B. 轻取不应，重按模糊 C. 轻取不应，重按细软

D. 轻取不应，重按实大弦长 E. 轻取不应，重按始得

21.《内经》中所称的“石脉”是指（ ）

A. 伏脉 B. 牢脉 C. 沉脉

D. 革脉 E. 实脉

22. 浮取、中取均不见，用重指力直接按至骨上，推动筋肉才能触到脉动者是（ ）

A. 沉脉 B. 伏脉 C. 牢脉

D. 微脉 E. 短脉

23. 为沉、弦、大、实、长五种脉象之复合脉的是（ ）

A. 沉脉 B. 实脉 C. 伏脉

D. 牢脉 E. 弦脉

24. 常见于阴寒内盛及疝气癥积的脉象是（ ）

A. 紧脉 B. 牢脉 C. 迟脉

D. 沉脉 E. 涩脉

25. 下列哪种情况不见迟脉（ ）

A. 寒邪侵袭 B. 阳气亏损 C. 阴虚内热

D. 邪热结聚 E. 正常人

26. 缓脉不见于（ ）

A. 正常人 B. 脾胃虚弱 C. 阳虚湿困

D. 湿邪内阻 E. 阴寒积聚

27. 数脉的脉象特征是（ ）

A. 脉来急速，一息七至以上 B. 脉来急促，一息五六至

C. 厥厥动摇，一息五至以上 D. 脉来滑数，一息四五至

E. 一息五至以上，时而一止

28. 三部脉举之无力，按之空豁，应指松软的脉是（ ）

A. 细脉 B. 虚脉 C. 散脉

D. 芤脉 E. 浮脉

29. 三部脉举按皆充实有力，其势来去皆盛的脉象是（ ）

A. 实脉 B. 洪脉 C. 革脉

D. 弦脉 E. 紧脉

30. 脉体宽大，充实有力，来盛去衰的脉象是（ ）

A. 洪脉 B. 浮脉 C. 大脉

D. 实脉 E. 长脉

31. 脉细如线，应指明显的脉象是（ ）

A. 濡脉 B. 弱脉 C. 细脉

D. 微脉　　E. 弦脉

32. 二十八脉中称为“软脉”的是（　　）

A. 濡脉　　B. 弱脉　　C. 散脉

D. 虚脉　　E. 伏脉

33. 常只显于关部，寸与尺脉多不显的脉象是（　　）

A. 促脉　　B. 短脉　　C. 动脉

D. 伏脉　　E. 微脉

34. 脉往来流利，应指流畅，如盘走珠是（　　）

A. 动脉　　B. 弦脉　　C. 滑脉

D. 数脉　　E. 散脉

35. 脉搏搏动部位在关部明显，滑数有力而动摇不定的脉象是（　　）

A. 数脉　　B. 滑脉　　C. 短脉

D. 动脉　　E. 促脉

36. 由于惊恐、疼痛等导致阴阳不和，气血运行乖违，可见（　　）

A. 促脉　　B. 结脉　　C. 滑脉

D. 数脉　　E. 动脉

37. 脉形较细，脉势不畅，如“轻刀刮竹”的脉象是（　　）

A. 紧脉　　B. 涩脉　　C. 结脉

D. 短脉　　E. 濡脉

38. 下列哪项不是涩脉的主病（　　）

A. 气滞　　B. 血瘀　　C. 湿邪阻滞

D. 痰食内停　　E. 精伤血少

39. 下列哪项不是弦脉的脉象特征（　　）

A. 脉来绷急　　B. 端直以长　　C. 如按琴弦

D. 从中直过　　E. 挺然于指下

40. 胃气衰败的脉象特征最可能的是（　　）

A. 弦而软　　B. 弦而硬　　C. 弦而缓

D. 弦而数　　E. 弦而滑

41. 紧脉的特征是（　　）

A. 如按鼓皮　　B. 如循刀刃　　C. 浮而搏指

D. 绷急弹指　　E. 浮而数急

42. 下列哪项不是相反的两种脉象（　　）

A. 紧脉与缓脉　　B. 动脉与短脉　　C. 散脉与牢脉

D. 洪脉与细脉　　E. 滑脉与涩脉

43. 动脉是由下列哪项中的因素复合而成的（　　）

A. 沉、细、软　　B. 浮、细、软　　C. 滑、数、短

D. 沉、数、短　　E. 沉、实、大

44. 下列哪项不是真脏脉的称谓（ ）
A. 怪脉 B. 死脉 C. 绝脉
D. 危脉 E. 败脉
45. 妇人月经病的脉象变化主要体现在（ ）
A. 左寸脉 B. 右寸脉 C. 左关脉
D. 右关脉 E. 两尺脉
46. 沉迟脉多见于（ ）
A. 里寒证 B. 气滞证 C. 饮停证
D. 血瘀证 E. 阴亏证
47. 胸腹部按诊时，病人最宜采取的体位是（ ）
A. 俯卧位 B. 侧卧位 C. 仰卧位
D. 截石位 E. 正坐位
48. 按诊时医生用指掌稍用力寻抚病人某一局部，称（ ）
A. 触法 B. 叩法 C. 按法
D. 摸法 E. 压法
49. 下述哪项不属按诊考察的内容（ ）
A. 局部的冷热 B. 皮肤的润燥 C. 局部的颜色
D. 是否有肿块 E. 是否有压痛
50. 下列哪项不属按诊的内容（ ）
A. 脉象之浮沉迟数 B. 大便的润燥 C. 肿块之软硬
D. 疼痛喜按或拒按 E. 肌肤之冷热
51. 腹大而胀的病人，叩之如鼓者为（ ）
A. 水鼓 B. 气胀 C. 食积
D. 癥积 E. 瘕聚
52. 虚里搏动数急而时有一止者为（ ）
A. 心气亏虚 B. 心阳不足 C. 痘疹将发
D. 心肺气绝 E. 宗气不守
53. 以下哪项最应考虑肝癌的诊断（ ）
A. 左胁下痞块而硬 B. 右胁下肿块凹凸不平 C. 胁下肿块刺痛拒按
D. 胁下肿块软而不坚 E. 胁痛喜按，按之空虚
54. 全腹紧张度降低，触之松软无力者，多见于（ ）
A. 久病重病体虚 B. 痿病患者 C. 胆汁阻滞胆腑
D. 肠痈患者 E. 脊髓损伤
55. 腹部肿块，推之不移，痛有定处者，为（ ）
A. 瘕聚 B. 癥积 C. 食积
D. 鼓胀 E. 痞满
56. 腹部肿块，痛无定处，按之无形，聚散不定者为（ ）

A. 瘕聚　B. 癥积　C. 食积
D. 鼓胀　E. 痞满

57. 阵发性腹痛，有条索状包块聚散不定，或按之手下如蚯蚓蠕动者，最宜诊为（　）
A. 肠痈　B. 食积　C. 癥瘕
D. 虫积　E. 疝气

58. 右少腹剧痛拒按，弹痛或按之有包块者，最宜诊为（　）
A. 肠痈　B. 虫积　C. 疝气
D. 宿粪　E. 石瘕

59. 亡阳病人，按肌肤的表现为（　）
A. 肌肤灼热，体温升高　B. 肌肤寒冷，体温偏低　C. 大汗淋漓，四肢厥冷
D. 汗出如油，四肢尚温　E. 身灼热而四肢厥冷

60. 亡阴病人，按肌肤的表现为（　）
A. 肌肤灼热，体温升高　B. 肌肤寒冷，体温偏低　C. 大汗淋漓，四肢厥冷
D. 汗出如油，四肢尚温　E. 身灼热而四肢厥冷

61. 真热假寒证的特点为（　）
A. 肌肤灼热，体温升高　B. 肌肤寒冷，体温偏低　C. 皮肤无汗而有灼热感
D. 身灼热而手足厥冷　E. 汗出如油，肌肤尚温

62. 初按不甚热，按久热明显，称（　）
A. 骨蒸潮热　B. 寒热往来　C. 身热不扬
D. 虚阳浮越　E. 阴虚发热

63. 疮疡已成脓的表现是（　）
A. 根盘收束而隆起　B. 肿处硬板而不热　C. 根盘平塌而漫肿
D. 顶软而有波动感　E. 按之边顶均坚硬

64. 瘀血内阻证，诊尺肤可见（　）
A. 温润而滑爽　B. 尺肤部热甚　C. 皮肤凉而不温
D. 按之凹而不起　E. 粗糙如鱼鳞

65. 按腧穴时下述哪项不属病理反应（　）
A. 明显压痛　B. 按之有结节　C. 按之有条索状物
D. 特殊敏感反应　E. 轻微酸胀感

66. 按中府穴时有明显压痛者，多为何脏腑病症（　）
A. 心　B. 肺　C. 大肠
D. 膀胱　E. 肾

67. “有根”之脉象是指（　）
A. 不浮不沉　B. 节律一致　C. 不快不慢
D. 和缓有力　E. 沉取尺部应指有力

68. 用不轻不重指力持脉，按到肌肉者叫作（　）

A. 浮取　　B. 总按　　C. 沉取
D. 单按　　E. 中取

69. 气滞血瘀的病证可见（　　）
A. 革脉　　B. 虚脉　　C. 涩脉
D. 疾脉　　E. 实脉

70. 一息五至以上的脉象，以下除哪一项以外均是（　　）
A. 动脉　　B. 促脉　　C. 数脉
D. 结脉　　E. 疾脉

71. 浮紧的脉象主病常为（　　）
A. 表虚证　　B. 表寒证　　C. 表热证
D. 表湿证　　E. 表证夹痰

72. 轻取即得的脉象，以下除哪一项以外均是（　　）
A. 浮脉　　B. 濡脉　　C. 洪脉
D. 牢脉　　E. 芤脉

73. 脉来极细而软，按之欲绝，若有若无，称为（　　）
A. 弱脉　　B. 虚脉　　C. 涩脉
D. 微脉　　E. 濡脉

74. 结脉、代脉、促脉，其脉象的共同点是（　　）
A. 脉来较数　　B. 脉来时止　　C. 止无定数
D. 脉来缓慢　　E. 止有定数

75. 沉按实大弦长称之为（　　）
A. 长脉　　B. 弦脉　　C. 伏脉
D. 牢脉　　E. 紧脉

76. 滑脉的脉象是（　　）
A. 轻取即得　　B. 往来流利　　C. 三部举按有力
D. 来盛去衰　　E. 厥厥动摇

77. 下列诸脉，除哪一项外，皆主痰饮证（　　）
A. 滑脉　　B. 弦脉　　C. 促脉
D. 结脉　　E. 濡脉

78. 脉来急数而时一止，止无定数，指的是何脉（　　）
A. 疾脉　　B. 促脉　　C. 结脉
D. 动脉　　E. 代脉

79. 脉症相应为顺，指出下列何项为逆（　　）
A. 表证见浮脉　　B. 里证见沉脉　　C. 久病见浮脉
D. 暴病见浮脉　　E. 有余之证见实脉

80. 肝胆病、痛证、痰饮证常见的脉象为（　　）
A. 紧脉　　B. 结脉　　C. 滑脉

D. 弦脉　　E. 促脉

81. 弱脉与濡脉的共同特征是（　　）

A. 脉细如线　　B. 细而无力　　C. 浮而无力

D. 沉而无力　　E. 脉来无力

82. 气滞血瘀、精伤、血少之证往往见（　　）

A. 涩脉　　B. 实脉　　C. 革脉

D. 弦脉　　E. 促脉

83. 浮滑脉的主病多为（　　）

A. 痰热互结　　B. 饮食停滞　　C. 湿热内蕴

D. 风痰　　E. 风热袭表

84. 滑数脉主病常为（　　）

A. 痰热痰火　　B. 肝火夹痰　　C. 气分热盛

D. 肝郁化火　　E. 素体痰盛，又感外邪

85. 沉涩脉的出现常为（　　）

A. 肝郁气滞　　B. 水饮内结　　C. 寒凝血瘀

D. 脾肾阳虚　　E. 血虚肝郁

86. 脉象浮而细软称（　　）

A. 濡脉　　B. 散脉　　C. 芤脉

D. 弱脉　　E. 缓脉

87. 腹中肿块，痛无定处，按之无形，聚散不定，病属（　　）

A. 痰凝　　B. 气滞　　C. 虫积

D. 水饮　　E. 瘀血

88. 按虚里除哪一项外，均属正常（　　）

A. 按之应手　　B. 动微不显　　C. 动而不紧

D. 从容和缓　　E. 节律整齐

89. 腹内肿块，按之坚硬，推之不移，痛有定处，多为（　　）

A. 癥积　　B. 瘕聚　　C. 虫积

D. 燥屎内结　　E. 蓄水

90. 腹部按诊，局部灼热痛不可忍者为（　　）

A. 阳明经热证　　B. 阳明腑实证　　C. 内痈

D. 蛔虫　　E. 气胀

91. 解索脉的表现是（　　）

A. 脉来乍疏乍密　　B. 脉连连数急，三五不调　　C. 脉搏极慢，良久一至

D. 脉动短小坚搏　　E. 脉急促而坚硬

92. 以下何脉不主宿食（　　）

A. 紧脉　　B. 促脉　　C. 滑脉

D. 结脉　　E. 涩脉

93. 由于气候的影响，平脉在秋季应（ ）
A. 稍浮 B. 稍沉 C. 稍洪
D. 稍弦 E. 稍缓

94. 脉有胃气最主要的表现为（ ）
A. 不浮不沉 B. 柔和有力 C. 不大不小
D. 从容和缓流利 E. 尺脉有力

95. 下列不属于复合脉的脉象是（ ）
A. 浮脉 B. 洪脉 C. 芤脉
D. 牢脉 E. 弦脉

96. 芤脉与革脉的相同特点是（ ）
A. 浮而不聚 B. 浮而无力 C. 浮而中空
D. 脉位浅表，脉体阔大 E. 脉位浅表，细软无力

97. 下列哪项不是细脉的主病（ ）
A. 气虚 B. 血虚 C. 气滞血瘀
D. 湿病 E. 劳损

98. 脉来去俱盛，三部举按均有力是（ ）
A. 洪脉 B. 滑脉 C. 紧脉
D. 实脉 E. 大脉

99. 下列哪项不主痛（ ）
A. 动脉 B. 弦脉 C. 紧脉
D. 伏脉 E. 滑数

100. 痰饮证多见（ ）
A. 濡脉 B. 弦脉 C. 革脉
D. 动脉 E. 短脉

101. 以下除哪项外，脉率均在一息五至以上（ ）
A. 动脉 B. 促脉 C. 滑脉
D. 疾脉 E. 数脉

102. 浮紧脉主病是（ ）
A. 痰饮内停 B. 太阳伤寒 C. 表证夹痰
D. 太阳中风 E. 阳虚寒凝

103. 按肌肤时，辨别热在里的依据为（ ）
A. 初不觉热，稍久即感灼手 B. 久按热愈
C. 局部皮肤灼热 D. 初按热甚，久按不热
E. 肌肤灼热

104. 脘腹各部位的划分，脐下至耻骨上缘称（ ）
A. 小腹 B. 少腹 C. 脐腹
D. 大腹 E. 脘部

105. 濡脉主病是（　　）
A. 气血两虚　B. 湿病
C. 两者均是　D. 两者均不是

106. 涩脉的主病是（　　）
A. 气滞血瘀　B. 血少精亏
C. 二者均有　D. 二者均无

107. 革脉的脉象是（　　）
A. 端直以长，如按琴弦
B. 脉来有力，左右弹手，势如绞转绳索
C. 二者均是
D. 二者均不是

108. 紧脉的脉象是（　　）
A. 端直以长，如按琴弦
B. 脉来有力，左右弹手，势如绞转绳索
C. 二者均是
D. 二者均不是

109. 食积证见（　　）
A. 滑脉　B. 涩脉
C. 两者均见　D. 两者均不见

110. 弱脉与濡脉为（　　）
A. 在部位上有浮与沉的不同
B. 在气势上有力与无力的不同
C. 同两者都有关
D. 同两者都无关

二、B 型题

A. 扁鹊　B. 李时珍　C. 王叔和
D. 张景岳　E. 李士材　F. 李延
G. 周学霆　H. 黄宫绣

1.《濒湖脉学》的作者是（　　）
2.《三指禅》的作者是（　　）
3.《脉理求真》的作者是（　　）

A. 耳前动脉　B. 颞浅动脉　C. 两颊动脉
D. 手阳明大肠经的动脉处　E. 手少阴心经的动脉处　F. 手太阴肺经的动脉处
G. 足少阴肾经的动脉处

4. 遍诊法的上部天指的是（　　）

5. 遍诊法的中部人指的是（　　）
6. 遍诊法的下部地指的是（　　）

A. 脉律整齐，柔和有力　B. 从容、徐和、软滑　C. 不浮不沉，不快不慢
D. 不大不小，不强不弱　E. 尺脉有力，沉取不绝
7. 脉有胃气最主要的表现是（　　）
8. 脉有神气最主要的表现是（　　）
9. 脉有根基最主要的表现是（　　）

A. 十六种　B. 二十四种　C. 二十六种
D. 二十七种　E. 二十八种
10.《伤寒杂病论》中记载脉象数为（　　）
11.《景岳全书》中记载脉象数为（　　）
12.《三指禅》中记载脉象数为（　　）

A. 外感风寒　B. 外感风热　C. 虚人外感
D. 虚阳外越　E. 外感实证
13. 脉浮而有力者是（　　）
14. 脉浮数者是（　　）
15. 脉浮紧者是（　　）

A. 浮而搏指，中空外坚　B. 浮而无力，按之空虚　C. 浮大中空，应指而软
D. 应指浮大而中空　E. 浮而细软无力
16. 芤脉的特征是（　　）
17. 革脉的特征是（　　）
18. 芤脉与革脉的相同特征是（　　）

A. 脉来一息四至　B. 脉来一息四五至　C. 脉来一息五六至
D. 脉来一息五到七至　E. 脉来一息七八至
19. 缓脉的特征是（　　）
20. 数脉的特征是（　　）
21. 疾脉的特征是（　　）

A. 脉体宽大，浮而搏指
B. 脉体宽大有力，状若波涛汹涌
C. 脉体宽大，但脉来无汹涌之势
D. 脉体宽大，浮大中空

E. 脉体宽大，但按之力不足

22. 洪脉的特征是（　　）
23. 大脉的特征是（　　）

A. 浮细无力而软　　B. 脉细如线，应指明显　　C. 极细极软，按之欲绝
D. 沉细无力而软　　E. 脉来缓慢，时有中止

24. 弱脉的特征是（　　）
25. 濡脉的特征是（　　）
26. 微脉的特征是（　　）

A. 细脉与濡脉　　B. 濡脉与迟脉　　C. 弱脉与短脉
D. 弱脉与微脉　　E. 微脉与芤脉

27. 多见于气血两虚及阳气虚衰的是（　　）
28. 既见于气血两虚证，又见于湿证的是（　　）

A. 数而时止，止无定数　　B. 数而时止，止有定数　　C. 缓而时止，止无定数
D. 缓而时止，止有定数　　E. 乍疏乍密，如解乱绳状

29. 结脉的特征是（　　）
30. 代脉的特征是（　　）
31. 促脉的特征是（　　）

A. 脾虚证　　B. 血瘀证　　C. 表寒证
D. 表热证　　E. 痛证　　F. 痰火证
G. 里寒证

32. 沉涩脉多见于（　　）
33. 浮紧脉多见于（　　）
34. 滑数脉多见于（　　）

A. 脉来浮数之极，至数不清，浮泛无根
B. 脉在筋骨之间，如指弹石，劈劈凑指
C. 脉来连连数急，三五不调，止而复作
D. 脉来乍疏乍密，如解乱绳状
E. 脉动短小而坚搏，如循薏苡子

35. 弹石脉的特征是（　　）
36. 釜沸脉的特征是（　　）
37. 雀啄脉的特征是（　　）

A. 肺胀　　B. 饮停胸胁　　C. 真心痛
D. 心气虚　　E. 胸部外伤

38. 前胸高突，呼吸气喘，叩之膨膨然音清者，为（　　）
39. 胁肋部饱满、疼痛，叩之音实者，多为（　　）
40. 胸部压痛，局限性青紫肿胀而拒按者，为（　　）

A. 乳癖　　B. 乳核　　C. 乳痨
D. 乳疬　　E. 乳癌

41. 乳房有鸡卵大硬结，边界清楚，表面光滑，推之活动而不痛者，多为（　　）
42. 乳房肿块，边界不清，质地不硬，伴有疼痛者，多为（　　）
43. 乳房肿块质硬，高低不平，边界不清，腋窝可触及肿块者，多为（　　）

A. 鼓胀　　B. 肺痨　　C. 热甚
D. 惊恐　　E. 悬饮

44. 虚里动高，片刻即能平复如常，可因（　　）
45. 虚里动高，聚而不散者，可因（　　）

A. 宗气内虚　　B. 宗气外泄　　C. 心肺气绝
D. 中气不守　　E. 心阳不足

46. 虚里按之搏动迟弱为（　　）
47. 虚里搏动散漫而数为（　　）

A. 寒证　　B. 虚证　　C. 热证
D. 实证　　E. 虚实夹杂证

48. 腹部按之肌肤凉而喜温者属（　　）
49. 腹部按之肌肤灼热而喜凉者属（　　）
50. 腹痛喜按者多属（　　）

A. 寒证或实热证　　B. 邪闭　　C. 阴寒内盛
D. 气虚　　E. 虚热证

51. 迟脉见于（　　）
52. 数脉见于（　　）

A. 濡脉　　B. 缓脉　　C. 紧脉
D. 芤脉　　E. 涩脉

53. 大失血，伤阴的脉象是（　　）
54. 可见于正常人的脉象是（　　）

A. 脉来一止，止有定数，良久方还
B. 往来流利，应指圆滑，如盘走珠
C. 脉形如豆，滑数有力，厥厥动摇
D. 形细而行迟，往来艰涩不畅，脉势不匀
E. 脉来数而时有一止，止无定数

55. 促脉的脉象特点是（　　）
56. 动脉的脉象特点是（　　）

A. 滑　　B. 促　　C. 弦
D. 涩　　E. 数

57. 胸痹心痛患者，脉象多见（　　）
58. 心烦不寐患者，脉象多见（　　）

A. 表寒证　　B. 真寒假热证　　C. 虚寒证
D. 实寒证　　E. 亡阳证

59. 脘腹冷痛拒按，大便秘结，多见于（　　）
60. 脘腹冷痛喜按，大便溏软，多见于（　　）

三、X 型题

1. 脉象的产生与下列哪些因素直接有关（　　）
A. 心脏的搏动　　B. 心气的盛衰　　C. 脉管的通利
D. 津液的盈亏　　E. 脏腑的协调
2. 仲景三部诊法，是指诊下列哪些脉（　　）
A. 人迎脉　　B. 寸口脉　　C. 足三里脉
D. 趺阳脉　　E. 合谷脉
3. 脉象要素包括以下哪几个方面（　　）
A. 脉位　　B. 至数　　C. 脉力
D. 脉宽　　E. 脉长
4. 下列哪些是对正常脉搏形态特征的描述（　　）
A. 三部有脉，不浮不沉　　B. 不快不慢，不大不小　　C. 从容和缓，节律一致
D. 一息脉来四到五至　　E. 尺脉沉取有一定力量
5. 下列属于生理性脉象的是（　　）
A. 独异脉　　B. 六阴脉　　C. 六阳脉
D. 反关脉　　E. 斜飞脉
6. 下列哪些脉象具有浮脉特征（　　）
A. 濡脉　　B. 散脉　　C. 芤脉
D. 弱脉　　E. 洪脉

7. 脉位偏深的脉象有（　　）
A. 牢脉　B. 沉脉　C. 弱脉
D. 虚脉　E. 伏脉

8. 脉率较缓慢的脉有（　　）
A. 迟脉　B. 滑脉　C. 结脉
D. 涩脉　E. 缓脉

9. 下列哪些证可见到数脉（　　）
A. 痰湿　B. 阴虚　C. 虚阳外越
D. 虚热　E. 实热

10. 脉率较快的脉有（　　）
A. 数脉　B. 疾脉　C. 促脉
D. 动脉　E. 短脉

11. 滑脉可见于下列哪些情况（　　）
A. 实热证　B. 痰湿证　C. 食积证
D. 老年人　E. 妇女有孕

12. 弦脉多见于下列哪些项（　　）
A. 肝胆病　B. 食积证　C. 疼痛证
D. 痰饮证　E. 胃气衰败

13. 下列哪些脉象主痛证（　　）
A. 弦脉　B. 紧脉　C. 滑脉
D. 动脉　E. 伏脉

14. 实热证可见到的脉象有（　　）
A. 滑脉　B. 迟脉　C. 促脉
D. 动脉　E. 长脉

15. 弦数脉多见于下列哪些病证（　　）
A. 肝郁气滞　B. 肝郁化火　C. 肝火夹痰
D. 肝胆湿热　E. 肝阳上亢

16. 下列哪些脉象属于对举脉（　　）
A. 虚脉与实脉　B. 滑脉与数脉　C. 大脉与洪脉
D. 缓脉与紧脉　E. 沉脉与弦脉

17. 下列哪些脉象可以相兼（　　）
A. 浮、数、弱　B. 沉、洪、实　C. 滑、短、数
D. 沉、细、数　E. 弦、滑、数

18. 病人取坐位时，适宜哪些部位按诊（　　）
A. 皮肤　B. 腹部肿瘤　C. 手足
D. 胸部　E. 腧穴

19.“触法”可了解病人下述哪些情况（　　）

A. 肿块大小　　B. 肌肤凉热　　C. 肿块活动程度
D. 肌肤润燥　　E. 肿块形态

20. “摸法”的临床意义是（　　）
A. 辨津血盈亏　　B. 辨别病位　　C. 辨外感内伤
D. 辨病性虚实　　E. 辨邪气痼结情况

21. 腰部有叩击痛，主要应考虑哪些疾病（　　）
A. 局部骨骼疾病　　B. 肝脾疾病　　C. 肾脏疾病
D. 胃肠疾病　　E. 肝胆疾病

22. 下述哪些部位不适宜指指叩击法（　　）
A. 额部　　B. 胸部　　C. 四肢
D. 肋间　　E. 背部

23. 指指叩击法病人采取的最佳体位有哪些（　　）
A. 侧卧位　　B. 仰卧位　　C. 俯卧位
D. 坐位　　E. 肘膝位

四、是非题

1. “真脏脉”是指五脏真气充盛的脉象。（　　）
2. 沉细无力而软的脉称弱脉。（　　）
3. 临床见滑脉不一定都是病脉。（　　）
4. 浮、沉、滑、数、虚、实六脉为六纲脉。（　　）
5. 右胁下肿块，质硬，按之表面凹凸不平，边缘不规则，有压痛者，为肝积。（　　）
6. 胁部按诊，除在胸侧腋下至肋弓部进行按、叩外，还应从上腹部中线向两侧肋弓方向轻循，并按至肋弓下。（　　）
7. 脾的按诊，病人应采取仰卧位和右侧卧位。（　　）
8. 腹大如鼓，均属病态。（　　）

五、填空题

1.《黄帝内经·素问》遍诊法的诊脉部位：上为________，中为________，下为________；每部又各分为________、________、________三候，合称三部九候诊法。

2. 仲景三部诊法的诊脉部位是________、________、________三部，分别候________、________、________。

3. 寸口脉分候脏腑的理论根据主要有两种：根据________而确定；根据________而确定。

4. 构成脉象的基本要素是______、______、______、______、______、______、______、______。

5. 古人概括正常脉象的特点，称为________、________、________。

6.《素问》将“四季平脉”总结为春胃微________，夏胃微________，秋胃微________，冬胃微________。

7. 具有浮脉特征的脉象有________、________、________、________、________、________。

8. 脉位偏深的脉象有________、________、________、________。

9. 缓脉有两种意义，一是________；二是________。

10. 虚脉为无力脉的总称，见于________，多为________。迟而无力多________，数而无力多________。

11. 属于无力脉的脉象有________、________、________、________、________、________。

12. 属于脉力较强的脉象有________、________、________、________、________、________。

13. 短脉多见于________，短而有力为________，短而无力为________。

14. 在正常人可见到的脉象有________、________、________、________、________、________、________、________。

15. 涩脉多见于________、________、________和________、________。

16. 脉律不齐或脉律不匀、不规则的脉象有________、________、________、________、________。

17. 实热证可见的脉象有________、________、________、________、________、________。

18.《医学入门》中的7种怪脉为________、________、________、________、________、________、________。

19. 按诊的手法有________、________、________、________等法。

20. 按诊的顺序，一般是______、______，由______而______，由______入______，从______部位开始，逐渐移向______，先______后______、先______后______地进行诊察。

21. 叩击法有________和________两种。

22. 间接叩击法有________和________两种。

23. 腹部胀大，按之如囊裹水，叩拍腹壁，另侧有波动感者，为________；腹部胀大，叩拍腹壁如击鼓之膨膨然，对侧无波动感者，为________。

24. 热证手足热者，属________候；热证手足逆冷者，属________候。

六、简答题

1. 何谓“寸口诊法”？
2. 何谓指目？为何诊脉要以指目按脉搏？
3. 何谓“中指定关”？
4. 何谓“举法”“按法”？
5. 何谓“寻法”？
6. 何谓“总按”“单按”？
7. 何谓“平息”？有何意义？
8. 简述脉象“有胃”的意义与主要表现。
9. 简述脉象“有神”的意义与主要表现。
10. 简述脉象“有根”的意义与主要表现。

11. 何谓“斜飞脉”？
12. 何谓“反关脉”？
13. 简述散脉的临床意义。
14. 何谓沉脉？其临床意义有哪些？
15. 何谓迟脉？其临床意义有哪些？
16. 何谓疾脉？其临床意义有哪些？
17. 何谓“六阳脉”？
18. 何谓洪脉？其临床意义有哪些？
19. 何谓长脉？其临床意义有哪些？
20. 简述紧脉的脉象特征及其临床意义。
21. 何谓“六纲脉”？
22. 何谓“复合脉”？
23. 简述弦滑数脉的主病。
24. 何谓“真脏脉”？其临床意义如何？
25.《医学入门》总结的 7 种怪脉的脉象表现是什么？
26. 何谓“一指定三关”？
27. 诊小儿脉常主要诊察哪些变化？其意义何在？
28. 何谓按诊？
29. 触、摸、按三法有何区别？
30. 简述按法的临床意义。
31. 何谓直接叩击法？
32. 按胸胁有何临床意义？
33. 乳房内肿块，按诊时应注意什么？
34. 诊虚里应注意了解哪些内容？诊虚里有何意义？
35. 如何依据按诊鉴别腹满的虚实？

七、判断说明题

1.“诊法常以平旦”，故诊脉必须在清晨。(　　)理由：
2.“平息”是指诊脉时要求病人调匀呼吸、平静呼吸。(　　)理由：
3.“举、按、寻”并不完全等于浮取、中取、沉取。(　　)理由：
4.“平脉”是指正常脉象，即正常人固定不变的脉象。(　　)理由：
5. 正常人可以见到沉脉。(　　)理由：
6. 危重病证的伏脉，伏而不见，故可认为是无脉症。(　　)理由：
7. 迟脉为寒证之主脉，又可见于热证。(　　)理由：
8. 数脉主热证，亦可见于里虚证。(　　)理由：
9. 弦脉与紧脉的脉象均言脉硬有力，临床不必细分。(　　)理由：
10. 病案书写中，记“结代脉”是不规范的。(　　)理由：

11.《素问》说："长则气治"，故长脉均属气血充盛，气机调畅的正常脉。（ ）理由：

12. 涩脉在脉形、脉势、脉律、脉力上均可有改变。（ ）理由：

13. 妊娠脉的特征是滑数冲和，所以妇人见此脉即是妊娠之征。（ ）理由：

14. 按胸胁主要是诊察心肺、肝胆、乳房的病变。（ ）理由：

15. 虚里动高，不均属病态。（ ）理由：

八、论述题

1. 脉象的形成主要与哪些因素有关？
2. 遍诊法与寸口诊法中的"三部九候"有何不同？
3. 为何诊脉"独取寸口"？
4. 何谓诊脉候病的"上竟上""下竟下"？如何具体分候的？
5. 为什么"诊法常以平旦"？其实际意义何在？
6. 影响正常脉象生理性变异的因素主要有哪些？
7. 试述散脉、芤脉、革脉之脉象特征的异同。
8. 脉位较沉的脉有哪些？各有何特点？
9. 脉率较缓慢的脉有哪些？各有何特点？
10. 试举出四种常见于气血两虚证的脉象，并指出其脉象特征。
11. 试述促、结、代三脉脉象的异同。
12. 试述促、结、代三脉各自的临床意义。
13. 举例说明脉诊的临床意义。
14. 试述拳掌叩击法的临床操作及意义。
15. 指指叩击法应如何操作？
16. 按诊时应注意哪些事项？
17. 试述诊尺肤的体位及注意事项。

参考答案

一、A 型题

1.D 2.C 3.C 4.B 5.B 6.D 7.B

8.B（答案分析：应是三指指端平齐而不是平按，故 B 不正确）

9.A（答案分析：流利圆滑并非所有正常脉象都必有，故不是主要特征，答案应为 A）

10.E 11.A 12.E 13.A 14.D 15.D

16.C（答案分析：浮大中空，如按鼓皮；浮取搏指，中空外坚者，为革脉。芤脉的脉象特征是浮大中空，如按葱管，故为 C）

17.C 18.B 19.A 20.E 21.C 22.B 23.D 24.B 25.C 26.E 27.B 28.B

29.A（答案分析：实脉、洪脉均为三部脉，举按皆充实有力，但洪脉来盛去衰，实脉则来去皆盛，故为 A）

30.A 31.C 32.A 33.B 34.C 35.D 36.E 37.B 38.C 39.A 40.B 41.D 42.B 43.C 44.D 45.E 46.A 47.C 48.D 49.C 50.B 51.B 52.E 53.B 54.A 55.B 56.A 57.D 58.A 59.C 60.D 61.D 62.C 63.D 64.E

65.E（答案分析：按腧穴时一般都有轻微酸胀感，故 E 不属病理反应）

66.B 67.E 68.E 69.C 70.D 71.B 72.D 73.D 74.B 75.D 76.B 77.E 78.B 79.C 80.D 81.B 82.A 83.D 84.A 85.C 86.A 87.B 88.B 89.A 90.C 91.A 92.D 93.A 94.D 95.A 96.C 97.C 98.D 99.E 100.B 101.C 102.B 103.B 104.A 105.C 106.C 107.D 108.B 109.C 110.A

二、B 型题

1.B 2.G 3.H 4.B 5.E 6.G 7.B 8.A 9.E 10.C 11.A 12.D 13.E 14.B 15.A 16.C 17.A 18.D 19.A 20.C 21.E 22.B 23.C 24.D 25.A 26.C 27.D 28.A 29.C 30.D 31.A 32.B 33.C 34.F 35.B 36.A 37.C 38.A 39.B 40.E 41.B 42.A 43.E 44.D 45.C 46.E 47.C 48.A 49.C 50.B 51.A 52.E 53.D 54.B 55.E 56.C 57.C 58.E 59.D 60.C

三、X 型题

1.ABCE 2.ABD 3.ABCDE 4.ABCDE 5.BCDE 6.ABCE

7.ABCE（答案分析：除 D 虚脉浮、中、沉皆无力，不属脉位偏深的脉象外，其余均属） 8.ACDE 9.BCDE 10.ABCD 11.ABCE

12.ACDE（答案分析：胃气衰败者，可见脉弦如循刀刃，食积证多见脉滑、紧等而少见弦脉，故除 B 外都是） 13.ABDE

14.ABCE（答案分析：邪热结聚之实热证可见到迟脉，故只有动脉不主实热证）

15.BDE 16.AD 17.CDE 18.ACDE 19.BD 20.BD 21.AC 22.AC 23.ABCD

四、是非题

1. ×（“真脏脉”是指疾病危重期出现的无胃、无神、无根的脉象）

2. √（弱脉是由沉、细、软三种因素组成的复合脉）

3. √（滑脉虽多见于痰湿、食积、实热，但青壮年、妇女怀孕可表现为滑脉）

4. ×（六纲脉指浮、沉、迟、数、虚、实六脉，不含滑脉）

5. ×（首应考虑肝癌）

6. √（除在胸侧腋下至肋弓部进行按、叩外，还应从上腹部进行诊察）

7. √（脾的按诊，病人宜取仰卧位和右侧卧位）

8. ×（肥胖之人腹大如鼓，按之柔软，无脐突，无病证表现者，不属病态）

五、填空题

1. 头部，手部，足部；天，地，人
2. 人迎，寸口，趺阳（太溪）；脏腑病变，胃气，胃气（肾气）
3. 脏腑经络相表里的关系；脏腑的解剖位置
4. 脉位，至数，脉长，脉宽，脉力，脉律，流利度，紧张度
5. 有胃，有神，有根
6. 弦，钩（洪），毛（浮），石
7. 浮脉，散脉，芤脉，革脉，洪脉，濡脉
8. 沉脉，伏脉，牢脉，弱脉
9. 脉来和缓，一息四至；脉来怠缓无力，弛纵不鼓
10. 虚证，气血两虚。阳虚（阳气不足），阴虚（阴血亏虚）
11. 虚脉，散脉，芤脉，弱脉，微脉，濡脉
12. 实脉，紧脉，滑脉，牢脉，洪脉，弦脉，动脉
13. 气病 / 气虚或气郁，气郁，气虚
14. 长脉，大脉，实脉，缓脉，浮脉，沉脉，滑脉，弦脉
15. 气滞，血瘀，痰食内停，精伤，血少
16. 结脉，代脉，促脉，散脉，涩脉
17. 洪脉，滑脉，迟脉，促脉，长脉，数脉
18. 弹石脉，雀啄脉，屋漏脉，解索脉，釜沸脉，鱼翔脉，虾游脉
19. 触，摸，按，叩
20. 先触摸，后按压；轻，重；浅，深；健康，病变区域；远，近；上，下
21. 直接叩击法，间接叩击法
22. 拳掌叩击法，指指叩击法
23. 水鼓；气鼓
24. 顺；逆

六、简答题

1. 寸口又称气口或脉口。寸口诊法是指切按桡骨茎突内侧一段桡动脉的搏动，根据其脉动形象，以推测人体生理、病理状态的一种诊察方法。

2. 指目指尖和指腹交界棱起之处，与指甲二角连线之间的部位，形如人目。因为指目是手指触觉比较灵敏的部位，而且推移灵活，便于寻找指感最清晰的部位，并可根据需要适当地调节指力。

3. 中指定关即医生在切脉下指时，以中指按在掌后高骨内侧动脉处，以确定寸口脉的关部。

4. 举法指医生的手指较轻地按在寸口脉搏跳动部位以体察脉象。按法指医生手指用力较重，甚至按到筋骨以体察脉象。

5. 寻即寻找的意思，寻法指医生用手指从轻到重，从重到轻，左右推寻；或在寸、关、尺三部仔细寻找脉动最明显的部位，或调节最适当的指力，以寻找脉动最明显的特征。

6. 总按指三指用大小相等的指力同时诊脉的方法。单按指用一个手指诊察一部脉象的方法。

7. 平息指医生在诊脉时要保持呼吸调匀，清心宁神，以自己的呼吸计算患者的脉搏至数。意义有二：一是指以医生的一次正常呼吸为时间单位，来检测患者的脉搏搏动次数；二是有利于医生思想集中，专注指下，仔细地辨别脉象。

8. “有胃”，指脉有胃气。诊脉之胃气，可了解脾胃功能的盛衰及气血盈亏。脉有胃气的主要表现是指下具有从容、徐和、软滑的感觉。

9. “有神”，指脉有神气。诊脉神之有无，可判断脏腑功能和精气之盛衰。脉之有神的主要表现是柔和有力、节律整齐。

10. “有根”，指脉有根基。脉之有根、无根主要说明肾气的盛衰。脉之有根主要表现为尺脉有力，沉取不绝。

11. 斜飞脉指脉不见于寸口，而从尺部斜向手背。

12. 反关脉指脉不见于寸口，而出现在寸口的背侧。

13. 散脉多见于元气离散，脏腑精气衰败，尤其是心、肾之气将绝的危重病症。

14. 轻取不应，重按始得，举之不足，按之有余者，称为沉脉。沉脉多见于里证，沉而有力为里实，沉而无力为里虚；正常人在冬季及肥胖者脉多偏沉。

15. 脉来迟慢，一息不足四至者为迟脉。迟脉多见于寒证，迟而有力为实寒；迟而无力为虚寒；亦可见于邪热结聚之实热证，还可见于正常人入睡后及运动员等。

16. 脉来急疾，一息七八至者，谓之疾脉。疾脉多见于阳极阴竭，元气欲脱之病证。疾而有力，多为外感热病之热邪亢极；疾而无力，多为虚阳外越，元气欲脱。

17. 两手六脉同等洪大而无病者，称六阳脉，是气血旺盛的表现。

18. 脉体宽大，充实有力，来盛去衰，状若波涛汹涌者，谓之洪脉。洪脉多见于阳明气分热盛之证，亦主邪盛正衰；平人夏令之时亦可见脉稍洪大。

19. 首尾端直，超过本位者，称长脉。长脉常见于阳证、热证、实证，亦可见于平人。

20. 紧脉的特征是脉来绷急弹指，状如牵绳转索。其临床意义是主实寒证、疼痛和食积等。

21. 辨证以表里寒热虚实为纲，脉象则有浮沉迟数虚实之相应，故浮、沉、迟、数、虚、实六脉称六纲脉。

22. 凡两种或两种以上的单因素脉相兼出现，复合构成的脉象即称“相兼脉”或“复合脉”。

23. 弦滑数脉多见于肝火夹痰、肝胆湿热或肝阳上扰、痰火内蕴等病证。

24. 真脏脉又称“败脉”“绝脉”“死脉”“怪脉”，是由于无胃气而真脏之气外泄的脉象，其特点是无胃、无神、无根。真脏脉的出现，绝大部分表示病邪深重，元气衰竭，胃气已败，是病情极度危重，濒临死亡的征象。

25. 雀啄连来三五啄，屋漏半日一滴落，弹石硬来寻即散，搭指散乱真解索，鱼翔似有又似无，虾游静中跳一跃，更有釜沸涌如羹，旦占夕死不须药。

26. 小儿寸口部位短，难以布三指以分三关，常采用一指总候三部诊法，简称“一指定三关”。

27. 小儿脉常主要诊察脉的浮、沉、迟、数，以辨病证的表、里、寒、热；诊察脉的有力、无力，以定病证的虚、实。浮脉多见于表证，浮而有力为表实，浮而无力为表虚；沉脉多见于里证，沉而有力为里实，沉而无力为里虚；迟脉多见于寒证，迟而有力为实寒，迟而无力为虚寒；数脉多见于热证，浮数为表热，沉数为里热，数而有力为实热，数而无力为虚热。另外，痰热壅盛或食积内停可见滑脉；湿邪为病可见濡脉；心气、心阳不足可见歇止脉。

28. 按诊是医生用手直接触摸或按叩患者体表某些部位，以了解局部冷热、润燥、软硬、压痛、肿块或其他异常变化，从而推断疾病部位、性质和病情轻重等情况的一种诊断方法。

29. 触、摸、按三法的区别表现在指力轻重不同，所达部位浅深有别。触法用手轻诊皮肤；摸法则稍用力达于肌层，按法是重指力诊筋骨或腹腔深部。

30. 按诊不仅可以进一步确定望诊之所见，补充望诊之不足，亦可为问诊提示重点，特别是对脘腹部疾病的诊断有着更为重要的作用。因此，在望、闻、问诊运用的基础上，通过按诊可更进一步深入探明疾病的部位、性质和程度，为诊治疾病提供重要依据。

31. 直接叩击法是医生用中指指尖或并拢的食指、中指、无名指、小指的掌面轻轻地直接叩击或拍打被检查部位的检查方法，通过听音响和叩击手指的感觉来判断病变部位的情况。

32. 胸胁按诊除可排除局部皮肤、经络、骨骼病变外，主要是用以诊察心、肺、肝、胆、乳房等脏器组织的病变。

33. 应注意肿块的数目、部位、大小、外形、硬度、有无压痛和活动度，以及腋窝、锁骨下淋巴结的情况。

34. 应注意虚里有无搏动，搏动的部位、范围、强度和节律、频率、聚散等。诊虚里可以了解宗气之强弱、疾病之虚实、预后之吉凶。

35. 凡脘腹部按之手下饱满充实而有弹性、有压痛者，多为实满；若脘腹部虽然膨满，但按之手下虚软而缺乏弹性，无压痛者，多属虚满。

七、判断说明题

1.（×）理由：实质是要求保持诊室安静，病人平静，减少干扰因素，使病体内外环境稳定即可，故并非必须在清晨诊脉。

2.（×）理由：是要求医生调匀呼吸，以便计算病人的脉搏至数。

3.（√）理由：举是指浮取，按是指沉取，但寻是指调节指力、指法以寻找脉搏，与中取有所不同。

4.（×）理由：正常脉象既具有基本特点，又有一定的变化规律和范围，不是固定不变的。

5.（√）理由：沉脉在时应冬，在脏应肾，肥人脂厚，脉多深沉，均为正常人生理脉象。

6.（×）理由：危重病证的伏脉，一般是两手脉均伏而不见，而无脉症往往发生在肢体的某一局部，出现相应肢体无脉，其他部位的脉象可正常。

7.（√）理由：迟脉亦见于邪热结聚之实热证。

8.（√）理由：数脉可见于阴虚证、气血亏虚证、虚阳外浮证等里虚证。

9.（×）理由：二脉虽近似，但弦脉主要是脉体弦硬，如按琴弦，紧脉的特点是脉势紧张有力，绷急弹指，故应对二脉进行区分。

10（√）理由：结、代脉虽均为脉来迟缓而有歇止，但结脉止无定数，代脉止有定数，故不能结代脉并记。

11.（×）理由：长脉见于健康人者应具柔和之势，若长而端直，不具柔和之势者，常为阳证、热证、实证的表现。

12.（√）理由：涩脉脉形较细，脉势滞涩不畅，脉律较缓而不匀，脉力大小不均。

13.（×）理由：要四诊合参，需综合已婚妇女，平时月经正常，突然停经，兼饮食偏嗜等而又见此脉象者，多为妊娠之征。

14.（√）理由：胸内藏心肺，胁内包括肝胆，乳房位于胸部，故按胸胁主要是诊察心肺、肝胆、乳房的病变。

15.（√）理由：因惊恐、大怒或剧烈运动后，虚里亦可出现动高，但可自行平复如常者，不一定属病态。

八、论述题

1. 心脏搏动是形成脉象的主要动力；气血运行是形成脉象的基础；脏腑协同是脉象正常的前提。

2. 遍诊法的“三部九候”是遍诊上（头）部、中（手）部、下（足）部的有关动脉，每部又各分为天、地、人三候，合称三部九候，主要指诊脉部位而言。寸口诊法的“三部九候”是指寸口脉分寸、关、尺三部，每部又可施行浮、中、沉三候的指法，三三合而为九，主要是指诊脉指法而言。两者名同而实异。

3. 一是寸口脉为手太阴肺经原穴太渊所在之处，十二经脉之气汇聚于此，故称“脉之大会”；“肺朝百脉”，五脏六腑十二经气血运行皆起于肺而止于肺，故脏腑气血之病变皆可反映于寸口。二是手太阴肺经起于中焦，与脾经同属太阴，肺与脾胃之气相通，而脾胃为后天之本，气血生化之源，因此，在寸口可以诊察胃气的强弱，同时也可了解全身脏腑气血之盛衰。另外，寸口处为桡动脉，该动脉所在桡骨茎突处，其行径相对固定、浅表，诊察方便易行，故为诊脉的理想部位。

4. 即上（寸脉）以候上（身躯上部），下（尺脉）以候下（身躯下部），来划分寸口三部脉所分候的脏腑：左寸候心，右寸候肺，并统括胸以上及头部疾病；左关候肝胆，右关候脾胃，统括膈以下至脐以上部位疾病；两尺候肾，并包括脐以下至足部疾病。

5. 因为在清晨尚未进食及活动时，机体内外环境比较安定，气血经脉受到的外在干扰最少，因此，脉象能比较准确地反映机体脏腑、经脉、气血的盛衰及运行状况，同时也能更确切地反映病理脉象。但临床上这样的要求一般难以实现，特别是对门诊、急诊的患者，要及时诊察病情，而不能拘泥于“平旦”。但是，诊脉时应保持诊室安静。为尽量减少各种因素的干扰，在诊脉前必须要让患者稍作休息，这样诊察的脉象才能比较准确地反映病情。

6. 个体影响因素主要有性别、年龄、体质、脉位变异等；外部影响因素主要有情志、劳逸、饮食、季节、昼夜、地理环境等。

7. 相同：脉位均浮浅，浮取即得。

不同：散脉是浮取散漫，中候似无，沉候不应，漂浮无根，并常伴有脉律不齐，或脉力不匀；芤脉是浮大中空，如按葱管而软；革脉是浮而搏指，中空外坚，如按鼓皮而硬。

8. 沉脉、伏脉、牢脉、弱脉。沉脉是轻取不应，重按始得，举之不足，按之有余；伏脉是重按推筋着骨始得，甚则暂伏而不显；牢脉是沉取实大弦长，坚牢不移；弱脉是沉细无力而软。

9. 迟脉、缓脉、涩脉、结脉、代脉。迟脉是脉来迟慢，一息不足四至；缓脉是脉来怠缓无力，弛纵不鼓，一息四至；涩脉是形细而行迟，往来艰涩不畅，脉势不匀；结脉是脉来缓慢，时有中止，止无定数；代脉是脉来迟缓，时有一止，止有定数，良久方还。

10. 细脉、濡脉、弱脉、微脉。细脉是脉细如线，但按之不绝，应指明显；濡脉是浮细无力而软，重按不显；弱脉是沉细无力而软，轻取不应，重按细而无力；微脉是极细极软，按之欲绝，似有似无。

11. 相同：三脉均为脉来时而中止。

不同：促脉是脉来数而时有一止，止无定数；结脉是脉来缓慢而时有中止，止无定数；代脉是脉来时一止，止有定数，良久方还。

12. 促脉多见于阳盛实热、气血痰食停滞，亦见于脏气衰败；结脉多见于阴盛气结、寒痰血瘀，亦可见于气血虚衰；代脉多见于脏气衰微、疼痛、惊恐、跌仆损伤等病证。

13. 脉诊的意义：辨别疾病的病位和病性，分析疾病的病因和病机，判断疾病的进退和预后。

①辨别疾病的病位和病性。疾病的部位是指机体发生疾病时，病邪在表或在里或侵犯机体的何脏何腑等。而寸口脉的寸、关、尺三部，在左分属心、肝胆、肾，在右分属肺、脾胃、肾，若某部脉象发生特异变化，则应考虑其相应脏腑发生病变的可能。例如，两手尺部脉见微弱，多为肾气虚衰；右关部见弱脉多为脾胃气虚；左寸部见洪脉，多为心火上炎或上焦实热等。疾病的性质就是指病证属寒或属热，以及痰饮瘀滞等。《素问·脉要精微论》说：“长则气治，短则气病，数则烦心，大则病进，上盛则气高，

下盛则气胀，代则气衰，细则气少，涩则心痛……”说明各种脉象都能在一定程度上反映病证的病理特性。例如，寒与热均可改变气血在体内运行的速率，常反映出不同的脉象，故可从不同的脉象上判断病变的性质。数脉、洪脉、滑脉、长脉等，多见于热证，有力为实热，无力为虚热；迟脉、紧脉等，多见于寒证，有力为实寒，无力为虚寒。

②分析疾病的病因和病机。不同的致病因素及发病过程与机体气血运行状态有着密切的联系，通过脉象可以推测疾病的病因病机。如《金匮要略·水气病脉证并治》曰："脉浮而洪，浮则为风，洪则为气……风气相击，身体洪肿……此为风水。"外感风邪则脉浮，脉洪为气实，风气相搏，肺失宣降，不能行水，水气溢于肌肤，致全身浮肿。此文即是以脉象浮洪阐述了风水形成的病因病机。又如《金匮要略·胸痹心痛短气病脉证并治》曰："夫脉当取太过不及，阳微阴弦，即胸痹而痛。"阳微阴弦是指寸部脉微弱，尺部脉弦急，阳微为胸阳不足，阴弦为阴邪内盛，说明上焦阳虚，下焦阴邪冲逆于上，导致胸痹而痛的病机。

③判断疾病的进退和预后。通过诊脉能及时反馈病变的信息，可以判断病情的轻重缓急，推测预后的凶吉，观察疗效的好坏。观察脉象推断疾病的进退须结合临床症状，脉症合参，并要注意对脉象的动态观察。例如，外感病脉象由浮转沉，表示病邪由表入里；由沉转浮为病邪由里出表。久病而脉象和缓，或脉力逐渐增强，是胃气渐复，病退向愈之兆；久病气虚或失血、泄泻而脉象虚大，则多属邪盛正衰，病情加重的征兆。热病脉象多滑数，若汗出热退而脉转缓和为病退；若大汗后热退身凉而脉反促急、烦躁者为病进，并有亡阳虚脱的可能。对病证进退预后的判断尤应注重脉之胃气，正如《景岳全书·脉神章》所说："若欲察病之进退吉凶者，但当以胃气为主。察之之法，如今日尚和缓，明日更弦急，知邪气之愈进，邪愈进则病愈甚矣；今日甚弦急，明日稍和缓，知胃气之渐至，胃气至则病渐轻矣。即如顷刻之间，初急后缓者，胃气之来也；初缓后急者，胃气之去也。此察邪正进退之法也。"所以，缺乏和缓从容之势的脉象是预后凶险的征兆。对脉之观察，除注重胃气之外，还要重视脉之神气、脉之肾气，凡无胃、无神、无根之真脏脉的出现，均属病情危重，预后不良。（可从简）

14. 拳掌叩击法是医生用左手掌平贴在患者受检部位体表，右手握成空拳叩击左手背，边叩边观察病人的反应，或边询问病人叩击部位的感觉，有无局部疼痛等，医生根据病人感觉及左手震动感，以推测病变部位、性质和程度。临床常用以诊察腹部和腰部疾病。

15. 进行指指叩击法时，医生用左手中指第二指节紧贴病体需诊察的部位，其他手指稍微抬起，勿与体表接触，右手指自然弯曲，第二、四、五指微翘起，以中指指端叩击左手中指第二指节前端，叩击方向应与叩击部位垂直，叩击时应用腕关节与掌指关节活动之力，指力要均匀适中，叩击动作要灵活、短促、富有弹性，叩击后右手中指应立即抬起，以免影响音响。

16. ①按诊的体位及触、摸、按、叩四种手法的选择应具有针对性。②医生举止要稳重大方，态度要严肃认真，手法要轻巧柔和，避免突然暴力或冷手按诊。③注意争取病人的主动配合，使病人能准确地反映病位的感觉。④要边检查边注意观察病人的反应及表情变化，注意对侧部位及健康部位与疾病部位的比较，以了解病痛所在的准确部位及程度。⑤要边询问是否有压痛及疼痛程度，边通过谈话，以转移病人的注意力，避免出现假象反应，保证按诊检查结果的准确性。

17. 诊尺肤可采取坐位或仰卧位。诊左尺肤时，医生用右手握住患者上臂近肘处，左手握住患者手掌，同时向桡侧转辗前臂，使前臂内侧面向上平放，尺肤部充分暴露，医生用指腹或手掌平贴尺肤处并上下滑动来感觉尺肤的寒热、滑涩、缓急（紧张度）；诊右尺肤时，医生操作手法同上，左、右手置换位置，方向相反。诊尺肤应注意左、右尺肤的对比。

根据尺肤部缓急、滑涩、寒热的情况，可以判断疾病的性质。健康人尺肤温润滑爽而有弹性。若尺肤热甚，其脉象洪滑数者，为温热之证；尺肤凉，而脉象细小者，多为泄泻、少气；按尺肤窅而不起者，为风水肤胀；尺肤粗糙如枯鱼之鳞者，多为精血不足，或瘀血内阻，肌肤失养所致，亦可是脾阳虚衰，水饮不化之痰饮病。

第五章 八纲辨证

习 题

一、A 型题

1. 对“辨证”的下列认识哪项不对（　　）
   A. 是对疾病全过程特点的认识
   B. 是通过现象对疾病本质的认识
   C. 是医生的主观对客观的认识
   D. 是对疾病当前病理本质的认识
   E. 是对病位与病因病性的认识
2. 张仲景对八纲辨证的贡献是（　　）
   A. 提出了八纲辨证的名称　B. 对八纲有散在性的论述
   C. 具体运用八纲进行辨证　D. 奠定八纲辨证的理论
   E. 将八纲作为辨证的纲领
3. 正式提出“八纲”名称的是（　　）
   A. 张仲景　B. 王执中　C. 祝味菊
   D. 陶节庵　E. 张景岳
4. 下述哪种理解最正确（　　）
   A. 表证的病位在皮毛　B. 皮肤的病变属表证　C. 内脏的病不会出现表证
   D. 表证多见于外感病初期　E. 表证的实际病位在内脏
5. 下列哪项不是表证的特点（　　）
   A. 感受外邪所致　B. 起病一般较急　C. 必然形成里证
   D. 病程一般较短　E. 恶寒发热并见
6. 下列哪项不属表证的症状（　　）
   A. 恶寒发热　B. 鼻塞喷嚏　C. 脉浮苔薄
   D. 咳痰黄稠　E. 头身疼痛
7. 表证最常见于（　　）
   A. 内伤杂病中　B. 上焦的病证　C. 皮肤疮疡类病
   D. 阳明经病证　E. 外感病初期

8. 下列哪项不是表证与里证的鉴别点（　　）
A. 表证一般脉浮，里证一般脉沉
B. 表证病程较短，里证病程较长
C. 表证病情较轻，里证病情较重
D. 表证恶寒为主，里证发热为主
E. 表证苔薄，里证舌苔多有变化

9. 对里证的认识，下列哪项错误（　　）
A. 里证多见内伤杂病　B. 外感病一般无里证　C. 里证多外邪“直中”
D. 情志为病多属里证　E. 饮食劳伤多见里证

10. 关于里证的认识，下列哪项错误（　　）
A. 病情一般较重　B. 病程一般较长　C. 都是起病缓慢
D. 无表证的证候　E. 脏腑证候为主

11. 下列类似于半表半里证的证型是（　　）
A. 肝胆病证　B. 少阳病证　C. 气分病证
D. 中焦病证　E. 厥阴病证

12. 里证不包括下列哪项（　　）
A. 少阴病证　B. 阳明病证　C. 太阴病证
D. 太阳病证　E. 厥阴病证

13. 下列哪项不是形成寒证的因素（　　）
A. 阳气亏虚　B. 阴液不足　C. 阴寒内盛
D. 阴邪致病　E. 阴气偏盛

14. 下列哪项不是形成热证的因素（　　）
A. 阳邪致病　B. 阳气偏盛　C. 阳气亏虚
D. 阴液亏虚　E. 寒湿郁久

15. 里寒证的表现不见下述哪项（　　）
A. 畏寒肢冷　B. 口淡不渴　C. 舌红苔灰
D. 下利清谷　E. 脉象沉紧

16. 热证的表现不见下列哪项（　　）
A. 便泄臭秽　B. 口干口苦　C. 面红尿清
D. 舌苔黄腻　E. 脉细而数

17. 寒证与热证的鉴别要点，下列哪项不对（　　）
A. 寒证恶寒喜热，热证恶热喜冷
B. 寒证口和不渴，热证口渴喜饮
C. 寒证大便泄泻，热证大便秘结
D. 寒证舌苔白润，热证舌苔黄燥
E. 寒证脉迟或紧，热证脉数或洪

18. 实证的主要病因病机，下列哪项是错误的（　　）

A. 疫病虫毒侵袭 B. 正虚不能驱邪 C. 六淫之邪外侵
D. 气化阻滞障碍 E. 病理产物停积

19. 下列哪项不是导致虚证的常见原因（　　）
A. 先天禀赋不足 B. 情志失于调摄 C. 房事劳损太过
D. 病中耗损过多 E. 后天生化不足

20. “实”证的含义主要是指（　　）
A. 体质壮实 B. 正气旺盛 C. 阳邪中人
D. 阴寒内盛 E. 邪气盛实

21. 下列哪项不是虚寒证的病因病机（　　）
A. 阳气亏虚 B. 感受阴邪 C. 温煦失职
D. 气化减退 E. 推动无力

22. 下列哪项不属寒证的表现（　　）
A. 畏寒肢冷 B. 舌苔黄腻 C. 尿清长或不利
D. 脉象沉迟 E. 自汗或无汗

23. 实寒证与虚寒证最主要的区别点是下列哪项（　　）
A. 病程的长与短 B. 怕冷之新与久 C. 脉象有力与无力
D. 病势的缓与急 E. 疼痛喜按与拒按

24. 下列哪项不是虚热证的病机（　　）
A. 阴液亏少不足 B. 阳气相对偏旺 C. 阳热火邪炽盛
D. 虚性火热内扰 E. 失却滋养濡润

25. 表实寒证最常见（　　）
A. 薄黄润苔 B. 畏寒肢冷 C. 舌体淡胖
D. 脉象浮紧 E. 咽喉肿痛

26. 下列哪项不见于表热证（　　）
A. 发热重恶寒轻 B. 脉象浮数 C. 舌淡苔腻
D. 时有汗出 E. 咽红痒痛

27. 下列哪项不是阳证的典型表现（　　）
A. 恶寒发热 B. 烦躁不安 C. 便秘腹痛
D. 呼吸气微 E. 舌质红绛

28. 下列哪项不是阴证的证候（　　）
A. 倦怠无力 B. 语言低怯 C. 身灼气粗
D. 小便清长 E. 脉象沉紧

29. 下述哪项不属于八纲证候之间的关系（　　）
A. 证的相兼 B. 虚实转化 C. 证候独立
D. 表里同病 E. 寒热错杂

30. 下列哪项是最典型的证候错杂（　　）
A. 表寒里热证 B. 太阳伤寒证 C. 脾肾阳虚证

D. 表里实寒证　　E. 阳明里热证

31. 下列哪项不是寒证的临床表现（　　）

A. 舌淡苔白　　B. 口和不渴　　C. 尿清便溏

D. 脉象沉紧　　E. 头重如裹

32. 疾病的哪个阶段较易出现证候真假（　　）

A. 初期阶段　　B. 中间阶段　　C. 末期阶段

D. 危重阶段　　E. 传变阶段

33. 对证候真假的所谓“假”，哪项解释最正确（　　）

A. 所有症征都是现象，皆为假

B. 病人提供的临床资料有假

C. 不符合常规认识的某些症征

D. 与疾病本质相对立的症征

E. 诊断错误，未认识疾病本质

34. 确认真热假寒证的最主要依据是（　　）

A. 脉数而沉　　B. 面红目赤　　C. 咽干口渴

D. 神昏谵语　　E. 身灼肢厥

35. 最能辨别虚实真假的是（　　）

A. 脉沉取之有力无力　　B. 舌质的苍老与嫩胖　　C. 病程的新久或长短

D. 整个体质的壮和弱　　E. 二便的通利和闭塞

36. 下列哪项不是证的转化（　　）

A. 表证转化为里证　　B. 里证转化为表证　　C. 寒证转化为热证

D. 热证转化为寒证　　E. 实证转化为虚证

37. 寒证与热证的相互转化，关键的因素是（　　）

A. 邪气的性质　　B. 邪气的进退　　C. 邪正的对比

D. 阴液的盈亏　　E. 阳气的盛衰

38. “大实有羸状”“至虚有盛候”是说明下述哪项（　　）

A. 虚实转化　　B. 寒热转化　　C. 虚实真假

D. 寒热真假　　E. 表里进退

39. 脘腹胀满喜按，时有缓解，舌淡胖，脉沉无力。证属（　　）

A. 表实里虚证　　B. 表虚里实证　　C. 真实假虚证

D. 真虚假实证　　E. 上实下虚证

40. 原高热烦渴，脉洪大，现面色苍白，冷汗淋漓，脉微肢厥。证属（　　）

A. 真热假寒　　B. 真寒假热　　C. 热证转寒

D. 真实假虚　　E. 真虚假实

41. 正式提出“八纲”名称的著作是（　　）

A.《黄帝内经》　　B.《伤寒正脉》　　C.《伤寒质难》

D.《景岳全书》　　E.《伤寒六书》

42.《景岳全书》中将八纲辨证的内容称为（　　）

A. 治病八字　　B. 八种纲要　　C. 治病大法

D. 二纲六变　　E. 二纲六要

43. 下述哪项除外均是表证的特点（　　）

A. 感受外邪所致　　B. 起病一般较急　　C. 必发展成里证

D. 病较轻、病程短　　E. 恶寒发热并见

44. 关于里证的特点，错误的是（　　）

A. 病情一般较重　　B. 无表证特征证候　　C. 都是慢性起病

D. 病程一般较长　　E. 以脏腑证候为主

45. 下述哪项最应归属于阳证（　　）

A. 表实寒证　　B. 里虚寒证　　C. 肾阴虚证

D. 表实热证　　E. 里实热证

46. 实寒证与虚寒证最主要的区别点是（　　）

A. 病程长短　　B. 病情缓急　　C. 脉之有力无力

D. 怕冷的新久　　E. 肢体痛与不痛

47. 导致亡阳的病因病机，除哪项外均是（　　）

A. 阳气由虚而衰而欲脱　　B. 阴寒极盛而暴伤阳气　　C. 阴血消亡，阳随阴脱

D. 气机阻滞而血行不畅　　E. 剧毒、严重外伤刺激

48. 下列哪项是辨别真实假虚的主要依据（　　）

A. 默默不语，语则声高　　B. 形体羸瘦，腹满拒按　　C. 倦怠懒动，动之觉舒

D. 稀便少许，气臭不爽　　E. 脉象沉细，按之有力

49. 下列哪项可视为“里邪出表”（　　）

A. 久咳久喘，今咳血量多、色鲜红

B. 肝病胁痛 5 年，腹壁青筋显露

C. 胃脘疼痛，昨恶寒发热、脉浮紧

D. 麻疹发热 3 天，疹出烦热渐退

E. 饮食不慎，腹痛腹泻，大便臭秽

50. 表证的发热是（　　）

A. 往来寒热　　B. 恶寒发热　　C. 但热不寒

D. 但寒不热　　E. 潮热

51. 所谓“因虚致实”，主要体现哪种辩证关系（　　）

A. 对立关系　　B. 统一关系　　C. 邪正关系

D. 因果关系　　E. 真假关系

52. 下列哪项不是导致真实假虚的病因病机（　　）

A. 湿热内蕴　　B. 气化无力　　C. 瘀血阻滞

D. 热结胃肠　　E. 痰食停滞

53. 下列哪项不属实证范畴（　　）

A. 虫积　　B. 痰湿　　C. 血瘀
D. 内燥　　E. 气逆

54. 病人恶寒发热，无汗，气喘烦躁，口渴，脉浮紧者。证属（　　）
A. 上寒下热证　　B. 上热下寒证　　C. 表寒里热证
D. 表热里寒证　　E. 表实寒证

55. 下述哪项不属内真寒外假热证（　　）
A. 真寒假热证　　B. 阴盛格阳证　　C. 戴阳证
D. 虚阳偏亢证　　E. 虚阳浮越证

56. 下述哪一项最应归属阴证（　　）
A. 里虚寒证　　B. 里虚热证　　C. 表虚寒证
D. 表虚热证　　E. 里实寒证

57. 患者发热，恶风，头痛咳嗽，咽喉肿痛，大便溏泻，小便清长。证属（　　）
A. 上热下寒证　　B. 上寒下热证　　C. 真寒假热证
D. 表热里寒证　　E. 实中夹虚

58. 虚实夹杂证可包括（　　）
A. 大实有羸状　　B. 实中夹虚　　C. 至虚有盛候
D. 因虚致实　　E. 因实致虚

59. 下列哪项不是形成虚证的原因（　　）
A. 禀赋不足　　B. 房室劳倦太过　　C. 痰饮瘀血内停
D. 后天生化不足　　E. 真阴不足

60. “八纲”中相互对立的两纲并现，称（　　）
A. 证候相兼　　B. 证候转化　　C. 证候错杂
D. 证候真假　　E. 证候并见

61. 壮热烦躁，面红目赤，腹胀满疼痛拒按，尿赤便秘，舌红苔黄，脉滑数实。证属（　　）
A. 里实证　　B. 里热证　　C. 里实热证
D. 真热假寒证　　E. 真寒假热证

62. 咳嗽，胸痛，气喘，痰中带血，体温39.8℃，舌红苔黄，脉滑数。此为（　　）
A. 实热证　　B. 亡阳证　　C. 虚热证
D. 虚寒证　　E. 亡阴证

二、B 型题

A. 正式提出“八纲”名称　　B. 初步确定八纲间的辨证关系
C. 使得八纲辨证普及推广　　D. 已将八纲辨证作为辨证纲领
E. 初步运用八纲进行辨证

1.《黄帝内经》的作用是（　　）
2.《伤寒杂病论》的作用是（　　）

3. 明代医家的作用是（　　）

A. 但发热不恶寒　B. 但恶寒不发热　C. 寒战而有高热
D. 恶寒发热并见　E. 发热盗汗，舌红

4. 最能体现表证特征的是（　　）
5. 单纯的表证亦可表现为（　　）
6. 表证化热入里的表现是（　　）

A. 风热表证　B. 风寒表证　C. 里热证
D. 伤风表证　E. 里实证

7. 发热，口渴喜饮，咳嗽气喘，咯黄痰，尿黄，舌红苔黄，脉滑数。此为（　　）
8. 发热重恶寒轻，头痛咽痛，口微渴，苔薄、色黄白相兼，脉浮数。此为（　　）
9. 恶寒发热，头项强痛，身体疼痛，无汗，微有咳嗽气喘，脉浮紧。此为（　　）
10. 腹胀腹痛而拒按、按之有块，大便秘结，苔黄白而厚，脉沉实。此为（　　）

A. 表实寒证　B. 表实热证　C. 里实寒证
D. 里虚寒证　E. 里虚热证

11. 心悸，失眠，盗汗，颧红，五心烦热，脉细数，舌红少苔。此为（　　）
12. 肢体浮肿，小便短少，畏冷肢凉，面色淡白，脉沉迟无力。此为（　　）
13. 突起胃脘疼痛，呕吐清涎，面色苍白，舌苔白润，脉沉紧。此为（　　）
14. 小便清长，夜尿多，咽干不欲饮，畏寒肢凉，舌淡，脉弱。此为（　　）
15. 恶寒发热，头痛头胀，鼻塞流涕，无汗，苔薄白，脉浮紧。此为（　　）

A. 表里实热证　B. 表实寒里虚寒证　C. 表寒里热证
D. 表热里寒证　E. 表实寒里虚热证

16. 常脘腹冷痛，喜温喜按，畏冷肢凉，昨起恶寒，头痛无汗，脉濡缓。此为（　　）
17. 壮热汗出口大渴，头痛，微恶风寒，尿黄便结，舌红苔黄，脉洪数。此为（　　）
18. 新起恶寒，发热口渴，无汗，咳嗽气喘，舌红苔黄白相兼，脉浮数。此为（　　）

A. 寒热错杂证　B. 真热假寒证　C. 真寒假热证
D. 表里实寒证　E. 表寒里热证

19. 烦热欲去衣被，尿清长，头晕咽干，面浮红如妆，下肢怕冷，舌淡，脉浮细。此为（　　）

20. 恶寒，喉中哮鸣，咳吐清稀白痰，无汗，口淡，面色淡青，苔白滑，脉弦紧。此为（　　）

21. 经常脘腹冷痛喜按，吐清涎，口苦微渴，小便短黄，舌质红苔薄黄，脉沉弦。此为（　　）

A. 大汗淋漓，四肢厥冷，面色苍白，神情淡漠，呼吸微弱，脉微欲绝
B. 形体消瘦，五心烦热，颧红盗汗，口燥咽干，皮肤干燥，脉象细数
C. 身热大汗，汗热质黏，面色潮红，躁扰不安，渴喜冷饮，脉细数疾
D. 高热肢厥，神识昏沉，胸腹灼热，口渴喜饮，面色紫暗，脉沉有力
E. 经常畏冷，四肢不温，渴喜热饮，常自汗出，尿清便溏，脉迟无力
22. 属真热假寒证者为（　　）
23. 属里虚寒证者为（　　）
24. 属里虚热证者为（　　）

A. 寒热错杂　　B. 寒证化热　　C. 表里同病
D. 虚实夹杂　　E. 热证转寒
25. 长期咳喘，咯痰白稠，神疲乏力，食少，口淡不渴，舌淡胖，苔白腻，脉弱。此为（　　）
26. 恶寒发热，头身疼痛，脘腹痞胀不适，便溏不爽，小便黄，舌苔黄腻，脉弦。此为（　　）
27. 原高热，咳嗽，气喘，喉间痰壅，现已不发热，面色青灰，四肢厥冷，脉微。此为（　　）

A. 表寒证　　B. 真寒假热证　　C. 虚寒证
D. 实寒证　　E. 亡阳证
28. 脘腹冷痛拒按，大便秘结，多见于（　　）
29. 脘腹冷痛喜按，大便溏软，多见于（　　）

A. 真寒假热　　B. 真热假寒　　C. 真实假虚
D. 真虚假实　　E. 不虚不实
30. 热结肠胃，痰食壅积，经脉阻滞，气血不能畅达，致倦怠懒言，身体羸瘦，脉象沉细。此为（　　）
31. 脏腑虚衰，气血不足，运化无力，致腹部胀满，呼吸喘促，二便闭塞等。此为（　　）

A. 疫毒痢初期，高热烦渴，舌红脉数，急骤出现四肢厥冷、面色苍白
B. 咳嗽吐痰，息粗而喘，苔腻脉滑，久之气短而喘、声低懒言
C. 初为关节冷痛、重着，病久见患处红肿灼痛
D. 自觉发热、欲脱衣揭被，下肢厥冷，面色浮红如妆
E. 神识昏沉，四肢厥冷，胸腹灼热，口鼻气灼，舌红苔黄
32. 热证转寒的临床表现是（　　）
33. 真寒假热的临床表现是（　　）

三、X 型题

1. 下列哪些提法正确（　　）
A. 内脏疾病均属里证　B. 表证病变较为轻浅　C. 里证病位多在脏腑
D. 表证是指皮肤病变　E. 里证病变较为深重
2. 表里辨证的意义是（　　）
A. 辨别病位的浅深　B. 提示病情轻重　C. 提示邪正盛衰
D. 辨别疾病的性质　E. 提示病变趋势
3. 一般不能归属于阴证范畴的是（　　）
A. 病势向上　B. 病势向内　C. 病变较快
D. 阳邪致病　E. 色泽晦暗
4. 下列哪些证候可认为是真虚假实证（　　）
A. 腹胀满有时缓解　B. 喘促而气短息弱　C. 面色萎黄或苍白
D. 大便闭而腹柔软　E. 脉象沉细而有力
5. 下列哪些是对“里邪出表”的正确认识（　　）
A. 里邪向外透达　B. 里证转为表证　C. 病邪扩散漫延
D. 邪有外出之路　E. 有利病情向愈
6. 热证转化为寒证，提示哪些病情变化（　　）
A. 转为虚寒　B. 病情较重　C. 阴液充盛
D. 阳气衰败　E. 正不胜邪
7. 对虚证转实的认识，哪些正确（　　）
A. 当前证候以实为主　B. 为病变的一般规律　C. 常常是因虚而致实
D. 实际多为本虚标实　E. 临床实际较为常见

四、是非题

1. “证”是对疾病当前病理本质的认识。（　　）
2. 脉象浮者必为表证。（　　）
3. 《黄帝内经》指出：“阴盛则寒”，故寒证就是阴绝对偏盛。（　　）
4. 错杂证中存在着矛盾的两个方面，都反映着疾病的本质。（　　）

五、填空题

1. 八纲是指________、________、________、________、________、________、________、________辨证的纲领。

2. 表里是辨别________的纲领，寒热是辨别________的纲领，虚实是辨别________的纲领，阴阳是辨别________的纲领。

3. 里证的证候特征是无新起________并见，以________症状为主要表现，一般病情________，病程________。

4.《素问·通评虚实论》说："________则实，________则虚"。
5. 虚实辨证中，虚指________，实指________。
6. 表证、热证、实证属________，里证、寒证、虚证属________。
7. 证的错杂是指________、________、________。
8. 常见的证的真假有________、________、________、________。
9.《内经知要》至虚有盛候是指________证，大实有羸状是指________证。
10. 八纲中的证的转化，可表现为________、________、________。
11. 寒热证的病机，《素问》认为______则寒，______则热，______则寒，______则热。
12. 阴阳的盛衰，表现为阳虚则寒的________证，阴虚则热的________证，阴盛则寒的________证，阳盛则热的________证。
13. 寒证化热的主要病机是________，热证转寒的病机主要是________。
14.《素问·阴阳应象大论》说："善诊者，察色按脉，先别________。"

六、简答题

1. 何谓八纲辨证？
2. 对表证与里证如何进行鉴别？
3. 何谓里证？里证的成因有哪些？
4. 里证的基本特点有哪些？
5. 何谓表证转为里证？有何临床意义？
6. 产生寒证与热证的机理如何？
7. 何谓热证？有何临床表现？
8. 恶寒与寒证、发热与热证的关系各如何？
9. 阳证概括哪些方面的证候表现？
10. 阴证概括哪些方面的证候表现？
11. 何谓虚证？
12. 辨虚实有何临床意义？
13. 辨证中寒热与虚实之间有何关系？
14. 形成实证的病因病机如何？
15. 里热证属于阴证，还是阳证？为什么？
16. 何谓表证？有哪些特点？
17. 试述表证的证候。
18. 寒证的一般表现有哪些？
19. 什么是表寒证？里寒证？
20. 什么是表热证？里热证？
21. 何谓实证？
22. 真热假寒证的真热证候常表现为哪些？
23. 真寒假热证的真寒证候常有哪些表现？

24. 真寒假热证可出现哪些“假热”表现？
25. 何谓真实假虚？
26. 何谓真虚假实？
27. 何谓真热假寒？主要表现如何？
28. 何谓证的错杂？
29. 真寒假热证与真热假寒证的病机各如何？
30. 何谓寒热转化？有哪些类型？
31. 辨别寒热转化的临床意义是什么？
32. 何谓真寒假热证？其表现如何？
33. 证的转化与证的真假、证的错杂有何不同？
34. 真虚假实证的病因病机如何？

七、判断说明题

1. 寒热不是病证归类的基本纲领。（　　）理由：
2. 表证是指皮肤病变。（　　）理由：
3. 有发热者不等于都是热证。（　　）理由：
4. 病势急剧者，不可能是虚证。（　　）理由：
5. 八纲与八纲辨证的概念不完全相同。（　　）理由：

八、论述题

1. 试述八纲辨证的临床意义。
2. 试述寒证、热证的鉴别要点。
3. 表寒证、表热证、里寒证、里热证的病理和临床表现有何不同？
4. 辨别寒热真假的临床意义是什么？如何进行辨别？
5. 何谓虚实转化？请举例说明。
6. 试述鉴别虚实真假的要点。
7. 为什么说八纲证之间必然存在着普遍联系？

九、病例分析题

1. 李某，女，65岁，咳嗽气喘反复发作17年，伴心悸怔忡，唇色紫暗，尿少肢肿，畏寒肢冷，舌淡胖，苔白滑，脉弱而数。要求用八纲进行辨证，并做出分析。

2. 顾某，男，58岁，素有心悸，胸闷气短，畏冷肢凉，今晨突起腹痛欲便，呕吐宿食清水，大便清稀，恶寒，苔白滑，脉沉细有力。用八纲分析其病位、病因、病性、病机，并做出八纲辨证诊断。

3. 陈某，女，21岁，1周来发热，脘胁痞胀，恶心欲吐，触之肝大，伴渴不欲饮，小便短黄，昨天开始身目发黄鲜明，苔黄腻，脉弦稍数。写出主诉，用八纲分析其病位、病因、病性、病机，做出八纲诊断。

4. 黄某，女，39岁，素体虚弱，经常头晕头痛，食少神疲，畏寒肢冷，大便稀溏。月经量少色淡，近3个月以来月经未行。小腹无痛胀，口不渴，面色无华，舌淡苔薄白，脉弱。写出主诉，用八纲分析其病位、病性、病机，并做出八纲诊断。

5. 蔡某，男，16岁，今晨初起微恶寒，继之发热，咳嗽，气喘，胸痛，发热39.9℃，胸闷，痰黏黄难咯，口渴，有汗，神昏谵语，小便黄，大便未解，四肢凉，唇色紫暗，舌红苔黄，脉沉弦数有力。要求用八纲分析其证候，并做出诊断。

6. 刘某，男，24岁，近几日进食辣椒、火锅，痔疮复发，大便燥结，排便时肛门灼痛，有鲜血滴下，小便短黄，口渴，舌红苔黄，脉滑。用八纲分析其病位、病因、病性、病机，并用八纲进行诊断。

参考答案

一、A型题

1.A 2.C 3.C 4.D 5.C 6.D 7.E 8.D 9.B 10.C 11.B 12.D 13.B 14.C
15.C 16.C 17.C 18.B 19.B 20.E 21.B 22.B 23.C 24.C 25.D 26.C
27.D 28.C 29.C 30.A 31.E 32.D 33.C 34.E 35.A 36.B 37.E 38.C
39.D 40.C 41.C 42.D 43.C 44.C 45.D 46.C 47.D 48.E 49.D 50.B
51.D 52.B 53.D 54.C 55.D 56.A 57.D 58.B 59.C 60.C 61.C 62.A

二、B型题

1.B 2.E 3.D 4.D 5.B 6.A 7.C 8.A 9.B 10.E 11.E 12.D 13.C 14.D
15.A 16.B 17.A 18.C 19.C 20.D 21.A 22.D 23.E 24.B 25.D 26.C
27.E 28.D 29.C 30.C 31.D 32.A 33.D

三、X型题

1.BCE［答案分析：内脏疾病不一定均属里证，表证（半表半里证）亦可表现某些内脏病变的证候；表证是指外邪侵袭肤表而形成的特定证，而不仅仅是指肤表病变，故只B、C、E正确］

2.ABE 3.ACD

4.ABD（答案分析：面色萎黄或苍白为纯虚证；脉象沉细而有力为真实假虚之象，故A、B、D为真虚假实证）

5.ADE（答案分析：里证不可能转为表证，因为不能使原有在里的证候消失，而又出现表证的特征性证候。病邪扩散漫延，表明病趋深重，不能认为是里邪出表，故A、D、E为正确认识）

6.ABDE（答案分析：热证转化为寒证，常提示病情较重，正不胜邪，阳气耗散，可转为虚寒证。阴液充盛是健康的表现，故正确答案为A、B、D、E）

7.ACD（答案分析：虚证转实在临床实际较为少见，也不是病变的一般规律，故正确答案为 A、C、D）

四、是非题

1. √（“证”是中医学特有的概念，是对疾病当前阶段病理本质的认识）
2. ×（脉浮而无根常见于元气离散，瘦人脉较浮等，故浮脉不一定是表证）
3. ×（“阴盛则寒”“阳虚则寒”，故寒证可由阳虚导致，不一定是阴绝对偏盛）
4. √（证候错杂的双方，均反映着疾病的本质）

五、填空题

1. 表，里，寒，热，虚，实，阴，阳
2. 病变部位，疾病性质，邪正盛衰，病证类别
3. 恶寒发热，脏腑，较重，较长
4. 邪气盛，精气夺
5. 正气不足，邪气盛实
6. 阳，阴
7. 表里同病，寒热错杂，虚实夹杂
8. 真热假寒，真寒假热，真实假虚，真虚假实
9. 真虚假实，真实假虚
10. 表里出入，寒热转化，虚实转化
11. 阳虚，阴虚，阴盛，阳盛
12. 虚寒，虚热，实寒，实热
13. 阳气旺盛，阳气衰惫
14. 阴阳

六、简答题

1. 八纲辨证指运用八纲对四诊所收集的各种病情资料，进行分析、归纳，从而辨别疾病现阶段病变部位浅深、疾病性质寒热、邪正斗争盛衰和病证类别的阴阳的方法。

2. 外感病中，恶寒发热并见者属表证；但热不寒或但寒不热者属里证。表证以头身疼痛、鼻塞、喷嚏等为常见症，脏腑症状表现不明显；里证则以脏腑症状，如心悸、咳喘、腹痛、呕吐之类表现为主症。表证的舌象变化不明显，里证舌象多有变化；表证多见浮脉，里证多见沉脉或其他多种脉象。

3. 里证指病变部位在内，脏腑、气血、骨髓等受病，以脏腑受损或功能失调症状为主要表现的证。形成里证的原因有三方面：一是外邪袭表，表证不解，病邪传里，形成里证；二是外邪直接入里，侵犯脏腑等部位，即所谓“直中”为病；三是情志内伤、饮食劳倦等因素，直接损伤脏腑气血，或脏腑气血功能紊乱而出现各种证。

4. 表现特征是无新起恶寒发热并见，以脏腑症状为主要表现。

5. 热证转为里证指先出现表证，因表邪不解，内传入里，致使表证消失而出现里证。表证转为里证，多提示病情转重。

6. 病邪有阳邪与阴邪之分，正气有阳气与阴液之别。阳邪致病导致机体阳气偏盛而阴液受伤，或是阴液亏损而阳气偏亢，均可表现为热证；阴邪致病导致机体阴气偏盛而阳气受损，或是阳气虚衰而阴寒内盛，均可表现为寒证。

7. 热证指感受热邪，或脏腑阳气亢盛，或阴虚阳亢，导致机体机能活动亢进所表现的具有“温、热”等症状的证。主要表现为发热、恶热喜冷、口渴欲饮、面赤、烦躁不宁、痰涕黄稠、小便短黄、大便干结、舌红少津、苔黄燥、脉数等。

8. 恶寒、发热等可被称为寒象或热象，是疾病的表现征象，而寒证或热证是对疾病本质所作的判断。一般情况下，疾病的本质和表现的征象多是相符的，热证见热象，寒证见寒象。但某些特殊情况下，出现寒象或热象时，疾病的本质不一定就是寒证或热证。因此，寒热辨证，不能孤立地根据个别寒热症状做判断，而是应在综合四诊资料的基础上进行分析、辨识。

9. 凡见兴奋、躁动、亢进、明亮等表现的表证、热证、实证，以及症状表现于外的、向上的、容易发现的，或病邪性质为阳邪致病、病情变化较快的等，均属阳证范围。

10. 凡见抑制、沉静、衰退、晦暗等表现的里证、虚证、寒证，以及症状表现于内的、向下的、不易发现的，或病邪性质为阴邪致病、病情变化较慢的等，均属阴证范围。

11. 虚证指人体阴阳、气血、津液、精髓等正气亏虚，以“不足、松弛、衰退”为主要症状特征的证。

12. 实与虚主要反映病变过程中人体正气的强弱和致病邪气的盛衰。通过虚实辨证，可以了解病体的邪正盛衰，为治疗提供依据。实证宜攻，虚证宜补，虚实辨证准确，攻补方能适宜，才能免犯实实虚虚之误。

13. 辨寒热与辨虚实密切相关，阴阳盛衰及其所形成的寒热证存在着虚实之分，故辨寒热必须分虚实，常组合成虚寒证、虚热证、实寒证、实热证。

14. 实证的形成主要有两方面原因：一是因风、寒、暑、湿、燥、火、疫疠及虫毒等邪气侵犯人体，正气奋起抗邪所致；二是脏腑功能失调，气化失职，气机阻滞，形成痰、饮、水、湿、脓、瘀血、宿食等病理产物，停积壅聚于体内所致。

15. 一般归属于阳证。阴证与阳证的划分不是绝对的，是相对而言的。例如，与表证相对而言，里证属于阴证，相对于里寒证而言，里热证归于阳证的范畴。

16. 表证指六淫、疫疠等邪气，经皮毛、口鼻侵入机体的初期阶段，正气抗邪于肤表，以新起恶寒发热为主要表现的证。

17. 新起恶风寒，或恶寒发热，头身疼痛，鼻塞、流涕、喷嚏，咽喉痒痛，微有咳嗽、气喘，舌淡红，苔薄，脉浮。

18. 一般表现有恶寒或畏寒喜暖，局部冷痛，口淡不渴，肢冷蜷卧，痰、涎、涕液清稀，小便清长，大便稀溏，面色白，舌淡，苔白润，脉紧或迟等。

19. 表寒证指寒邪侵袭肤表所反映的证，以恶寒、发热、无汗、身痛、脉浮紧为特征。里寒证指寒邪客于脏腑，或因阳虚阴盛所反映的证，以形寒、肢冷、便溏、苔白、脉迟为特征。

20. 表热证指风热之邪袭于肤表所反映的证，以发热、微恶风寒、有汗、口微渴、苔薄黄、脉浮数为特征。里热证指热邪盛于脏腑，或因阴虚阳亢所反映的证，以身热、面赤、便结、尿黄、舌红、脉数为特征。

21. 实证指人体感受外邪，或疾病过程中阴阳气血失调，体内病理产物蓄积，以“有余、亢盛、停聚”为主要症状特征的证。其基本病理为邪气盛实、正气不虚。

22. 常表现为胸腹灼热、神昏谵语、口臭息粗、渴喜冷饮、小便短黄、舌红苔黄干、脉有力等。

23. 常表现为四肢厥冷、小便色清、大便质溏甚至下利清谷、舌淡苔白、脉来无力。

24. 自觉发热，面色红，口渴咽痛，神志躁扰不宁，脉浮大或数等。

25. 真实假虚指疾病本质属实证，反见某些虚羸现象。

26. 真虚假实指疾病本质属虚证，反见某些盛实现象。

27. 真热假寒指疾病的本质为热证，却出现某些“寒象”，又称“热极似寒”。如出现胸腹灼热、神昏谵语、口臭息粗、渴喜冷饮、小便短黄、舌红苔黄而干、脉有力等里实热证的典型表现外，有时会伴随出现四肢厥冷、脉沉迟等症。

28. 证的错杂指疾病某一阶段，同时存在八纲中对立两纲的证。

29. 真寒假热为阳气虚衰，阴寒内盛，逼迫虚阳浮游于上、格越于外，即阴盛格阳。真热假寒为邪热内盛，阳气郁闭于内而不能布达于外，即阳盛格阴。

30. 寒热转化指寒证或热证在一定条件下相互转化，形成相反的证。临床主要有寒证化热、热证转寒两种类型。

31. 寒证与热证的相互转化，是由邪正力量的对比所决定的，其关键又在机体阳气的盛衰。寒证转化为热证，提示人体正气尚能抗御邪气；热证转化为寒证，提示正不胜邪，病情加重。

32. 真寒假热证指疾病的本质为寒证，却出现某些“热象”，又称“寒极似热”。其表现为四肢厥冷、小便色清、大便质溏甚至下利清谷、舌淡苔白、脉来无力等里虚寒证外，并见自觉发热、面色红、神志躁扰不宁、口渴、咽痛、脉浮大或数等症。

33. 证的转化，是疾病在其发展变化过程中，八纲中相互对立的证在一定条件下可以相互转化。证的错杂，是疾病某一阶段同时存在八纲中对立两纲的证。证的真假，是某些疾病在病情的危重阶段，可以出现一些与疾病本质相反的“假象”，掩盖病情的真象。

34. 本为脏腑虚衰，气血不足，运化无力，气机不畅所致。

七、判断说明题

1.（√）理由：阴阳才是病证归类的基本纲领，寒热是辨别证候性质的纲领。

2.（×）理由：表证是指六淫、疫疠等邪气经皮毛、口鼻侵入机体的初期阶段，正气抗邪于肤表，以新起恶寒发热为主要表现的证。表证不等于解剖上的皮肤病变。

3.（√）理由：热证常见发热，但发热不一定是热证，如真寒假热证可有自觉烦热，表寒证亦可见恶寒重而发热轻。

4.（×）理由：病势急剧不是区别虚证与实证的依据。虚证的病势一般较缓，但大失血、瘀痰阻闭等导致亡阳等时，其病势则急剧。

5.（√）理由：八纲是表、里、寒、热、虚、实、阴、阳八个纲领。八纲辨证是运用八纲对病情进行分析综合，而作为辨证诊断的方法。

八、论述题

1. 八纲是各种辨证方法的总纲。表里是辨病位的纲领，寒热虚实是辨病性的纲领，阴阳是归类病证的纲领；通过八纲辨证，可找出疾病的关键所在，掌握其要领，确定其类型，推断其趋势，为临床治疗指出方向。八纲辨证是用于分析疾病共性的一种辨证方法，是其他辨证方法的基础，在诊断过程中能起到执简驭繁、提纲挈领的作用。

2. 应对疾病的全部表现进行综合观察，尤其应以恶寒发热、对寒热的喜恶、四肢的温凉、口渴与否、面色的赤白及二便、舌象、脉象等作为鉴别要点。寒证恶寒喜暖，热证恶热喜冷；寒证口不渴，热证渴喜冷饮；寒证面白，热证面赤；寒证手足逆冷，热证手足烦热；寒证大便稀溏、小便清长，热证大便燥结、小便短黄；寒证舌淡苔白，热证舌红苔黄燥；寒证脉迟或紧，热证脉数。寒证以“冷、白、稀、润、静”为特点，热证以“热、红（黄）、稠、干、动”为特点。

3. 表寒证为恶寒重，发热轻，头身疼痛，无汗，苔薄白润，脉浮紧。表热证为发热，微恶风寒，头痛，口微渴，舌尖边红，脉浮数。里寒证为恶寒喜暖，肢冷面白，口不渴，大便稀溏，小便清长，舌淡，苔白润，脉迟或紧。里热证为发热或恶热喜冷，口渴，面赤或颧红，烦躁，小便短赤，大便干结，舌红苔黄而干，脉数。

4. 寒热真假多出现于病情的危重阶段，真热假热、真寒假寒有本质的不同，辨证有误则对治疗极为不利。辨别寒热真假，要以表现于内部、中心的症状为准、为真，肢末、外部的症状是现象，可能为假象，故胸腹的冷热是辨别寒热真假的关键，胸腹灼热者为热证，胸腹部冷而不灼热者为寒证。同时假象毕竟与真象不同，如假热的面赤，是面白而在颧颊上浅红如妆，和真热的满面通红不一样。

5. 虚实转化指在疾病的发展过程中，由于正邪力量对比的变化，致使虚证与实证相互转化，形成相反的证。举例说明从略。

6. 一是脉象的有力无力、有神无神；浮候如何，沉候如何，尤以沉取之象为真谛。二是舌质的胖嫩与苍老，舌苔的厚腻与否。三是言语发声的响亮与低怯。四是病人的体质强弱，发病的原因，病的新久，以及治疗经过如何，详加分析，综合判断。

7. 八纲辨证是从八个方面对疾病本质做出纲领性辨别，并不意味着把患者的各种临床表现划分为孤立而毫不相关的、界限分明的八类证。实际上，八纲之间既相互区别，又相互联系，不可分割。八纲之间存在相兼、错杂、转化等关系，因此，对于八纲辨证的内容，既要掌握八纲的基本证，又要熟悉八纲之间相互组合形成的各种复合证。

九、病例分析题

1. 里证、寒证、虚证、阴证。咳嗽气喘，心悸怔忡，病位在里；畏寒肢凉，为寒证、阴证；舌淡胖，苔白滑，脉弱而数，为虚证之苔脉。

2. 八纲辨证：里证、实证、寒证、阴证。病位在里，病性为寒，病机为寒滞胃肠。

分析：素有胸闷、畏冷肢凉，说明胸阳不振，易感外寒；现无恶寒发热，而以腹痛、呕泻等内脏证候为主症，故病属里证；突起腹痛，呕吐，脉搏有力，病性为实；呕吐清水，大便清稀，恶寒，苔白滑，为寒象；脉沉细而有力，为阴寒内盛，凝阻气机之象。

3. 主诉：发热 1 周，身目发黄 1 天。

八纲诊断：里实热（阳）证。

病位在里（肝胆），病因病性为湿热。

病机：脘痞，恶心欲吐，苔黄腻，为湿热蕴阻中焦；湿热中阻，肝胆失于疏泄，故见胁胀，肝大；胆汁溢于肌肤，则见身目发黄鲜明。

4. 主诉：月经未行 3 月。

八纲诊断：里虚寒（阴）证。

病位在里，病性为虚、寒。

病机：素体虚弱，又见头晕、经少色淡，多为气血亏虚，畏寒肢冷，是阳气不足；现经闭而小腹无胀痛、脉弱，不属实证；更见面色无华、舌淡，知为气血不足所致之虚闭。

5. 诊断：真热假寒证。

病机：以咳嗽、气喘、胸闷、胸痛为主要表现，病位在里（肺）；高热、口渴、痰黏黄、尿黄、便秘、舌红、苔黄、脉数有力等，为一派实热证的表现；虽有四肢厥冷、唇色紫暗，当属邪热内盛，阳气郁闭于内而不能布达于外的假象。

6. 病位为里；病因为过食辛辣；病性为实热。

病机：过食辛辣，内生实热，故有口渴、小便短黄、大便燥结、肛门灼痛、舌红苔黄、脉滑等症；热邪迫血妄行，则见大便时滴鲜血。

八纲诊断：里实热（阳）证。

第六章 病性辨证

习 题

一、A 型题

1. 夜间露宿后，形成表热证，下述哪种认识不对（ ）
   A. 原始病因为寒　B. 当前病因为寒　C. 当前病因为热
   D. 证的性质为热　E. 寒邪转化为热
2. 伤风证最常见的表现是（ ）
   A. 咳嗽，喉痒，鼻塞　B. 恶风，微热，汗出　C. 突起水肿，少尿
   D. 皮肤瘙痒，出风疹　E. 眩晕，麻木，震颤
3. 寒证一般不与下述哪项证兼并存在（ ）
   A. 风证　B. 湿证　C. 痰证
   D. 燥证　E. 暑证
4. 下列哪项不是火热证与阴虚证的区别点（ ）
   A. 发热的高低　B. 病程的长短　C. 病势的缓急
   D. 口渴与不渴　E. 脉象之虚实
5. 对寒淫证的下述认识哪项不对（ ）
   A. 往往有感寒的原因可查　B. 体内阳气未能御制寒邪
   C. 多属新病突起，病势较急　D. 病机与寒的致病特点相关
   E. 其转归是必变为阳虚证
6. 下列哪项不能视作寒与其他病因病性兼并的证（ ）
   A. 风寒证　B. 寒湿证　C. 凉燥证
   D. 血寒证　E. 寒饮证
7. 暑闭气机证的表现为（ ）
   A. 恶热，汗出，口渴，疲乏　B. 胸闷，腹痛，呕恶，无汗
   C. 神志昏迷，抽搐惊厥　D. 胸闷，腹胀，苔腻，发热
   E. 恶寒，发热，身痛，无汗
8. 口鼻干燥，干咳少痰，痰中夹血，舌干少津，属于（ ）
   A. 伤阴证　B. 液脱证　C. 外燥证

D. 内热证　　E. 火淫证

9.“湿淫证”最常见的突出表现是（　　）

A. 恶寒微有发热　　B. 皮肤渗液瘙痒　　C. 肢体困重酸痛
D. 脘腹痞胀不舒　　E. 苔白润，脉滑

10. 湿证一般不与下述哪项兼并出现（　　）

A. 痰湿　　B. 风湿　　C. 虚湿
D. 寒湿　　E. 湿热

11. 下述哪项湿热证一般不存在（　　）

A. 中焦湿热证　　B. 心肺湿热证　　C. 肝经湿热证
D. 膀胱湿热证　　E. 肠道湿热证

12. 下列哪项不属湿淫证的常见症（　　）

A. 全身困重　　B. 口淡吐涎　　C. 纳呆恶心
D. 脘腹痞胀　　E. 苔腻脉滑

13. 下述哪项不属燥淫证的证候表现（　　）

A. 皮肤、口鼻干燥　　B. 舌体、舌苔干燥　　C. 大便干燥，尿黄
D. 咽干，干咳少痰　　E. 外界气候干燥

14. 身热有汗，口渴咽干，咳逆胸痛，舌干苔薄黄，脉浮数。证属（　　）

A. 伤暑证　　B. 温燥证　　C. 凉燥证
D. 内燥证　　E. 阴虚证

15. 恶寒微热，皮肤湿痒，肢体困重、酸楚等，应属（　　）

A. 风淫证　　B. 中寒证　　C. 湿淫证
D. 暑淫证　　E. 伤寒证

16. 下列哪项不是火淫证的必有表现（　　）

A. 壮热恶热　　B. 便秘尿黄　　C. 舌红苔黄
D. 脉数有力　　E. 神昏抽搐

17. 下列哪项是导致疮疡类疾病的最常见原因（　　）

A. 火毒　　B. 瘀血　　C. 痰浊
D. 寒湿　　E. 外伤

18. 对外燥证的下述认识，哪项不对（　　）

A. 以干燥为主要证候　　B. 与内燥毫不相关　　C. 多见于秋季
D. 干燥少雨之地常见　　E. 阴液亏少之人易患

19. 咳嗽哮喘，咯稀白痰，形寒肢冷，舌苔白，脉沉紧，应属（　　）

A. 寒饮停肺证　　B. 寒滞胃肠证　　C. 寒滞心脉证
D. 寒滞肝脉证　　E. 寒凝胞宫证

20. 下列哪项为气虚证的或见症（　　）

A. 神疲乏力　　B. 舌质淡嫩　　C. 脉虚无力
D. 眩晕自汗　　E. 动则加重

21. 下列哪项常不是形成气虚证的原因（　　）
A. 久病重病　B. 劳累过度　C. 年老体弱
D. 情志过极　E. 先天不足

22. 由气虚而导致的病理变化，下述哪项少见（　　）
A. 气虚可致营亏、血虚　B. 气虚发展可形成阳虚　C. 气虚可致亡阳、亡阴
D. 气化减退而形成痰湿　E. 气虚可致气滞、血瘀

23. 下述哪项不属“气不固”的范畴（　　）
A. 气短自汗　B. 心悸头晕　C. 小便失禁
D. 月经淋沥　E. 遗精滑精

24. 与气虚兼并的虚证，下列哪项少见（　　）
A. 气血两虚　B. 阳气亏虚　C. 气虚阳浮
D. 津气亏虚　E. 气阴两虚

25. 下列哪项是血虚必见的特征性证候（　　）
A. 头晕眼花　B. 颜色淡白　C. 心悸多梦
D. 经少或闭　E. 肢体麻木

26. 下列哪项不是引起血虚的原因（　　）
A. 大病久病，耗伤气血　B. 气机不畅，升降失调　C. 瘀血内阻，新血不生
D. 虫寄肠道，耗吸营养　E. 脾失健运，生血乏源

27. 血瘀证的色脉改变，下述哪项不是（　　）
A. 皮肤现青紫色斑块　B. 腹壁有青筋显露　C. 出血紫暗、夹块
D. 舌淡胖，苔腻或滑　E. 脉象细涩、弦涩

28. 因大失血而致气脱，称为（　　）
A. 血虚气脱　B. 气随血脱　C. 阳气虚脱
D. 气不摄血　E. 亡阳

29. 下述哪项不是气滞的痛、胀特点（　　）
A. 症状时轻时重　B. 随“气行”觉舒　C. 按之一般有形
D. 部位多不固定　E. 随情绪而增减

30. 下述哪项不是引起气滞证的常见原因（　　）
A. 情志不舒　B. 用力闪挫　C. 病邪阻滞
D. 气血亏虚　E. 阳虚寒凝

31. 津液亏虚证与燥淫证最主要的区别在于（　　）
A. 前者称津亏，后者称液耗
B. 前者属内燥，后者属外燥
C. 前者属阴虚，后者属血虚
D. 前者属耗损过多，后者属生化不足
E. 前者属虚热证，后者属实热证

32. 下列哪项不是水停证的表现（　　）

A. 面睑、肢体浮肿　B. 胸闷，腹胀，恶心　C. 小便短少、不利
D. 腹膨隆，叩音浊　E. 舌色淡，舌体胖

33. 瘀、石、虫、痰等阻塞所致之“气闭”，最突出的表现是（　　）
A. 神识不清　B. 肢厥脉弦　C. 胀闷不舒
D. 绞痛阵作　E. 患处胀痛

34. 痰与饮的区别，以下哪项不对（　　）
A. 痰质地较稠，饮质地较稀　B. 痰流动性大，饮流动性小
C. 痰致病广泛，饮致病局限　D. 痰性有寒热，饮性多偏寒
E. 饮可凝为痰，痰难化为饮

35. 痰、悬、支、溢四饮主要是根据下列哪项而命名（　　）
A. 饮邪的性质　B. 饮停的原因　C. 饮邪的多少
D. 饮停的先后　E. 饮停的部位

36. 下列病症哪项一般不是因痰阻所致（　　）
A. 喉中如有梅核　B. 中风痰鸣不语　C. 痫病昏仆吐涎沫
D. 颈部肿大生瘤　E. 肺痨盗汗低热

37. 下列哪项可视为血寒证（　　）
A. 寒邪客肺证　B. 寒凝胞宫证　C. 寒滞胃肠证
D. 寒邪束表证　E. 寒凝筋骨证

38. 下述哪项不是血热证的表现（　　）
A. 月经量多而色淡　B. 身热面赤而发斑　C. 肌肤生疮疖疔痈
D. 温热病之血分证　E. 迫血妄行而出血

39. 下列哪项不是津液亏虚证的表现（　　）
A. 小便短少而黄　B. 大便干燥难解　C. 渴欲漱水不欲咽
D. 皮肤干燥枯瘪　E. 舌红苔少不润

40. 阳虚证与气虚证最主要的区别是（　　）
A. 有无少气懒言　B. 有无神疲乏力　C. 寒象是否明显
D. 小便是否清长　E. 舌质是否淡嫩

41. 下列哪项属于阴虚证的表现（　　）
A. 面色萎黄　B. 咽干盗汗　C. 口淡不渴
D. 大便溏薄　E. 舌淡胖嫩

42. 患者身灼肢温，汗出如油，虚烦躁扰，脉细数疾，按之无力。证属（　　）
A. 湿热郁蒸　B. 暑伤津气　C. 亡阳
D. 亡阴　E. 阴阳俱亡

43. 以下哪项是诊断阳虚证的必见症（　　）
A. 神疲乏力　B. 大便溏泻　C. 畏寒肢冷
D. 尿少浮肿　E. 口淡不渴

44. 口燥咽干，唇燥而裂，皮肤干枯，尿少便结，脉细数无力，属于（　　）

A. 阴虚证　　B. 血虚证　　C. 气虚证
D. 津液亏虚证　　E. 血热证

45. 亡阳证汗出特点是（　　）
A. 汗多壮热　　B. 汗出恶风　　C. 冷汗淋漓
D. 汗出肢温　　E. 动则汗出

46. 气滞证的临床表现是（　　）
A. 头晕眼花　　B. 嗳气恶心　　C. 腹部坠胀
D. 胀闷疼痛　　E. 手足发麻

47. 血瘀证的临床表现是（　　）
A. 刺痛　　B. 胀痛　　C. 冷痛
D. 灼痛　　E. 掣痛

二、B 型题

A. 心气虚　　B. 肺气虚　　C. 脾气虚
D. 胃气虚　　E. 肾气不固　　F. 胆气虚
G. 肝气虚

1. 食欲不振，食后痞胀，为（　　）
2. 腰酸，阳痿，夜尿多，为（　　）
3. 心悸，神疲，脉弱，舌淡，为（　　）
4. 咳嗽，气短，声低，自汗，为（　　）

A. 火热证　　B. 阴虚证　　C. 阳虚证
D. 寒淫证　　E. 亡阴证　　F. 亡阳证
G. 血寒证　　H. 血热证

5. 恶寒重发热轻，头痛，无汗，鼻塞，脉浮紧。此为（　　）
6. 腹泻，呕吐，口渴唇裂，并见汗出如油，脉细数无力。此为（　　）
7. 潮热盗汗，五心烦热，咽干，体瘦神疲，脉细数无力。此为（　　）

A. 气脱　　B. 亡阳　　C. 气闭
D. 寒厥　　E. 热闭　　F. 痰厥
G. 暑闭　　H. 血脱

8. 见路旁一人突然昏倒，四肢厥冷，脉沉实有力，血压等正常。此为（　　）
9. 男性老者突发胸闷心痛，继之昏迷，冷汗淋漓，面苍白，肢厥脉微。此为（　　）

A. 气虚证　　B. 气陷证　　C. 气不固证
D. 气脱证　　E. 血脱证

10. 年高体弱，小便淋沥不尽，夜尿多，神疲，气短，动则汗出，脉弦缓。此为

（　　）

11. 腹部撞伤，现腹痛，出冷汗，面色苍白，脉微弱，腹腔穿刺抽及血液。此为（　　）

12. 神疲乏力，少气懒言，气短，食少腹胀，舌淡嫩，脉缓无力。此为（　　）

A. 胁下肿块、拒按，经闭不行
B. 头晕头胀，嗜睡，身体困重
C. 头痛如劈，头脑昏沉，健忘
D. 皮下紫斑，气短，神疲乏力
E. 疼痛如刺、固定，舌暗脉涩

13. 上述哪项为血瘀证的常见共有症（　　）

A. 气滞证　　B. 气逆证　　C. 气闭证
D. 血瘀证　　E. 血热证

14. 常于夜间间发左胸刺痛，为时甚短，面色略暗，舌尖有紫色斑点，脉弦涩。此为（　　）

A. 自汗四肢不温　　B. 肌肤糙如鳞甲　　C. 腹部拘急冷痛
D. 心烦失眠多梦　　E. 突然冷汗淋漓　　F. 汗出如油黏手
G. 舌红少苔不润

15. 阳虚证可见（　　）
16. 亡阳证可见（　　）
17. 中寒证可见（　　）

三、X 型题

1. 气虚证可导致下述哪些病理变化（　　）
A. 气滞　　B. 血瘀　　C. 血虚
D. 阳虚　　E. 亡阳

2. 下列哪些不属燥淫证范围（　　）
A. 燥邪犯表证　　B. 燥邪犯肺证　　C. 津亏肠燥证
D. 血虚风燥证　　E. 燥干清窍证

3. 形成实热证的原因有哪些（　　）
A. 阳热之邪侵袭　　B. 寒湿郁而化热　　C. 情志过极化火
D. 过食辛燥之品　　E. 脏腑气机过旺

4. 火淫证常导致下列哪些病理改变（　　）
A. 寒湿内生　　B. 伤津耗液　　C. 动风动血
D. 形成肿疡　　E. 扰闭心神

5. 下列各项哪些可因痰所致（　　）
A. 头痛眩晕　B. 脘腹痞胀，水声辘辘，泛吐清水
C. 水肿按之凹陷不起　D. 瘰疬、瘿瘤
E. 癫、狂、痴、痫

6. 血瘀可表现为哪些性质的疼痛（　　）
A. 固定痛　B. 走窜痛　C. 刺痛
D. 隐痛　E. 夜痛甚

7. 亡阳证的临床表现是（　　）
A. 面赤如妆　B. 冷汗质稀　C. 脉微欲绝
D. 呼吸气微　E. 肢冷肤凉

四、是非题

1. 病性是指疾病当前病理变化的本质属性，是对疾病一定阶段整体反应状态的概括。（　　）

2. 血寒、血热均可形成瘀血。（　　）

3. 干燥症状均属于津液亏虚证。（　　）

4. 亡阳证一定是由阳虚证进一步发展而成。（　　）

五、填空题

1. 感受寒邪的常见诱因有淋雨________、________、________、________、________等。

2. 临床常见的暑淫证有________证、________证之别。

3. 按湿淫证与六淫的兼并，可分为________、________、________、________、________。

4. 燥淫证主要表现为________、________、________、________、________等的干燥。

5. 血病的主要病理变化为________，或________，其常见证型有________、________、________、________与________。

6. “气不固”的诊断依据，一方面是有________的一般证候表现，另一方面是还有各种________的证候特点。

7. 血瘀证的证候表现，可归纳为________、________、________、________四个方面。

8. 津液亏虚和津液输布与运行障碍所形成的证，主要有________、________、________、________。

9. 痰蒙心神，使神志错乱，其常见病症有________、________、________、________等；痰停阻于某些局部，可结成圆滑柔韧的________、________、________等包块。

10. 气脱与亡阳常同时出现，________为亡阳证的主要特征；________为气脱证的主要特征。

11. 阴虚证的舌脉特征：舌为________，脉为________。

12. 湿淫证以________、________、________等为证候特点。

13. 血热证特点是________与________症状共见。

14. 气虚类证包括________、________、________、________。
15. 阳水水肿特点是________。
16. 阴水水肿特点是________。
17. 津液亏损程度较轻，一般称为________、________；津液亏损程度较重，一般称为________、________。
18. 血瘀证主要有疼痛、________、________、色脉改变等表现。
19. 津液是指体内各种________的总称。
20. 痰是由________内停而凝聚所形成的病理产物，其质________。
21. 病理性的“饮”，其质地较痰________。

六、名词解释

气血津液辨证	气闭证	气陷证	气虚证	气逆证	气滞证
血虚证	血热证	血瘀证	痰证	饮证	津液亏虚证
水停证	气滞血瘀证	气不固证			

七、简答题

1. 何谓风淫证？其辨证依据如何？
2. 何谓“伤寒证”？ 其主要临床表现如何？
3. 何谓“中寒证”？其辨证依据如何？
4. 何谓火淫证？有何辨证依据？
5. 何谓暑淫证？
6. 何谓气虚证？
7. 气脱证的常见表现有哪些？
8. 何谓血虚证？有哪些临床表现？
9. 何谓血脱证？辨证依据是什么？
10. “血脱”与“亡阳”关系如何？其表现有何异同？
11. 什么是气滞证？有哪些常见临床表现？
12. 气滞疼痛有何特点？
13. 何谓气闭证？其辨证依据如何？
14. 何谓血热证？其辨证依据是什么？
15. 血瘀证出血的病机及特点是什么？
16. 血寒证与血瘀证有何异同？
17. 何谓津液亏虚证？辨证依据是什么？
18. 津液亏虚证与燥证、阴虚证在辨证时有何不同？
19. 痰证有哪些临床表现？
20. 何谓水停证？有何主要临床表现？
21. 何谓亡阴证、亡阳证？临床如何鉴别亡阴证与亡阳证？

22. 血寒证和血瘀证均有舌质紫暗、脉涩、妇女经行不畅等，两证临床怎样鉴别？
23. 气不摄血证和气随血脱证有何异同？
24. 何谓气逆证？胃气上逆和肝气上逆的主要表现有哪些？
25. 气不摄血证和血热证皆有出血，临证怎样鉴别？
26. 气脱证、血脱证、亡阳证、亡阴证有何异同？如何鉴别？
27. 试述气滞的证候及引起气滞的原因。
28. 何为“饮证”，其证候表现是什么？

八、判断说明题

1. 夫妻不和已月余，情绪郁闷不乐，现胸闷胁胀，喜叹气，脉弦。其原始病因为情志刺激，辨证的病因是气滞。(　　)理由：

2. 寒邪束表证与寒邪客肺证均为伤寒证。(　　)理由：

3. 气虚而机能减退，可导致多种病理变化。(　　)理由：

4. 阳虚证见畏寒肢冷的病机，是阳虚不能蒸腾气化水液而致。(　　)理由：

5. 血虚证与阴虚证属同一概念。(　　)理由：

九、论述题

1. 何谓病性辨证？病因与病性的概念有何不同？
2. 风淫证常见的临床表现有哪些？
3. 何谓火淫证？火淫证的主要表现有哪些？火淫证常可导致哪些病理变化？
4. “气不固”可表现在哪些方面的不固？各有何特征表现？
5. 何谓气逆证？常见于哪些脏腑，其临床表现如何？
6. 试述痰、饮、水、湿的异同。
7. 血热证、血瘀证、气不摄血证都可导致出血，其病机及出血特点有何不同？
8. 试述阴虚证、阳虚证与亡阴证、亡阳证的不同。

十、病例分析题

1. 患者前天外出感寒，初起恶寒，头痛，咳嗽。现发热不恶寒，咳喘胸痛，口渴舌红，脉滑数。其原始病因与辨证之病因各是什么？病机如何？

2. 患者，女，13 岁，7 月 26 日就诊。患者步行旅游途中突然昏倒，发热，汗出不止，经抢救神识已清，但觉口渴，疲乏，尿黄，舌红，脉虚数。现为何证？并做分析。

3. 患者平时偶有腹痛，昨日 10 岁生日，饮食不慎，夜发脘腹绞痛，痛发时翻滚于床，伴恶心呕吐，吐出食物、痰涎，并有蛔虫 1 条，无寒热，舌象无异，脉弦缓。分析其病因、病性、病位，并举临床表现说明之。

4. 患者，女，21 岁，感头晕，猝然昏倒，不省人事，双目凝视，口吐痰沫，喉中痰鸣，手足强直、抽搐，约历 15 分钟自醒。现头晕眼花，苔白滑，脉缓。近半年有类似发作 3 次。诊断属何病、证，并进行病机分析。

5. 患者，男，45 岁，素体虚弱，腹泻月余，大便清稀如水状，洞泄不止。昨晚泻后突然冷汗淋漓，面色苍白，四肢厥冷，气息微弱，舌淡，苔白润，脉浮数无根。诊断属何证，并做病机分析。

6. 高某，男，50 岁，心悸，易于饭后发生，胸闷气短，面色淡白，头晕，出冷汗。往往因疲劳或情绪激动时诱发心悸。下肢轻度浮肿，晨起吐少量痰，大便溏泻，脉右沉滑、左弱，均有结、代，舌淡苔薄白。请做气血辨证诊断，并进行病机分析。

7. 胡某，女，41 岁，3 年前流产后，常自汗出，恶风，兼腹中鸣响，自觉常有冷风入侵体内，饮食欠佳，形瘦乏力，短气，经行甚少，舌淡苔白，脉弱。请做出气血辨证诊断，并进行病机分析。

8. 刘某，女，62 岁，5 个月前起食欲下降，中上腹胀满，面目及下肢浮肿，心悸气急。两个月来，患者心悸气急增剧，下肢明显水肿，小便不利，不能平卧，脘腹胀满，颈脉怒张，畏寒，四肢不温，舌胖淡，苔薄腻嫩，脉弦滑。请写出主诉、气血津液辨证诊断，并进行病机分析。

9. 仇某，女，34 岁，近两周内，自觉右侧胸痛，5 日来咳嗽，吐白泡沫痰，并伴头痛、恶寒、发热、汗出、胸闷气短，故来诊。诊时除上述症状外，右侧胸胁痞闷作痛，纳谷欠馨，舌苔薄腻、根稍厚，脉濡数且有滑象。请做出气血津液辨证诊断，并进行病机分析。

10. 陈某，女，20 岁，3 年来月经常提前，每次行经 10 余日方止，量多色淡，皮肤经常出现紫斑，并常觉头晕眼花，心悸气短，失眠多梦，食欲减退，食后腹胀，每食油腻则便溏，肢体麻木，皮肤枯涩，面色萎黄，精神不振，身体消瘦，舌质淡，苔薄白，脉细弱。请做出气血辨证诊断，并进行病机分析。

参考答案

一、A 型题

1.B 2.B 3.E 4.D

5.E（答案分析：寒可化热，故 E 不对）

6.D（答案分析：血寒证是寒在血分，而“血”不是病因病性，故 D 不是）

7.B 8.C 9.C 10.C 11.B 12.B 13.E 14.B 15.C 16.E 17.A 18.B 19.A

20.D（答案分析：虽自汗多属气虚，但气虚者不一定表现为自汗，故 D 为气虚证的或见症）

21.D 22.C 23.B 24.C 25.B 26.B 27.D 28.B 29.C 30.D 31.B 32.B 33.D

34.B（答案分析：虽然痰可流窜于很多部位而为病，而饮一般只停聚于腔隙等处，但饮较痰稀，故不能称痰流动性大，饮流动性小）

35.E 36.E 37.B 38.A

39.C（答案分析：渴欲漱水不欲咽一般认为属血瘀，故C不是津液亏虚证的表现）
40.C　41.B　42.D　43.C　44.D　45.C　46.D　47.A

二、B型题

1.C　2.E　3.A　4.B　5.D　6.E　7.B　8.C　9.B　10.A　11.E　12.A　13.E　14.D　15.A　16.E　17.C

三、X型题

1.ABCD
2.CD（答案分析：血虚风燥证、津亏肠燥证由血虚、阴津亏损所致，属“内燥”范畴，故只C、D正确）
3.ABCDE　4.BCDE
5.ADE（答案分析：脘腹痞胀，水声辘辘，泛吐清水，为饮证的表现；水肿按之凹陷不起，为水停证的表现，故正确为A、D、E）
6.ACE
7.BCDE［答案分析：除面赤如妆，多见于戴阳证（真寒假热证）外，B、C、D、E均是］

四、是非题

1. √
2. √（寒则凝，热则壅，两者均可使血液运行不畅而致瘀）
3. ×（干燥症状既可见于津液亏虚，还可见于血虚证及外燥证等）
4. ×（亡阳证的病因不仅是阳虚进一步发展，阴寒至极暴伤阳气，或大汗、大出血均可见）

五、填空题

1. 涉水，衣单，露宿，冰冷严寒处停留，食生饮冷
2. 伤暑，中暑
3. 风湿证，水湿证，暑湿证，痰湿证，湿毒证
4. 皮肤，口唇，咽喉，舌苔，大便
5. 血液不足，血行障碍；血虚证，血脱证，血瘀证，血热证，血寒证
6. 气虚证；不固
7. 疼痛，肿块，出血，瘀血色脉征
8. 痰证，饮证，水停证，津液亏虚证
9. 癫，狂，痴，痫；瘰疬，瘿瘤，乳癖
10. 肢厥身凉；气少息微
11. 舌红少苔或少津，细数

12. 头身困重，肢体倦怠，关节酸痛重着
13. 出血，实热
14. 气虚证，气陷证，气不固证，气脱证
15. 阳水多发病急，来势猛，眼睑、头面先肿，上半身肿甚
16. 多发病缓，来势徐，水肿先起于足部，腰以下肿甚
17. 伤津，津亏；液耗，脱液
18. 肿块，出血
19. 正常水液
20. 水液，黏稠
21. 清稀

六、名词解释

气血津液辨证：是根据气血津液的生理功能和病理特点，从而分析、判断疾病中有无气、血、津液的亏损或运行、代谢障碍证候的一种辨证方法。

气闭证：指邪气阻闭神机或脏器、官窍，以致气机逆乱，闭塞不通，以突发神昏晕厥、绞痛等为主要表现的证。

气陷证：是因气虚升举无力、清阳下陷所表现的虚弱证候。

气虚证：指机体元气不足，脏腑组织机能减退，以神疲乏力、少气懒言、脉虚等为主要表现的证。

气逆证：指气机升降失常，逆而向上，以咳喘、呕恶、头痛眩晕等为主要表现的证。

气滞证：指人体局部或某一脏腑经络气机阻滞，运行不畅所表现的证候。

血虚证：是血液不足导致脏腑、组织、器官失去濡养所表现的虚弱证候。

血热证：指火热炽盛，侵入血分，迫血妄行所表现的证候。

血瘀证：指瘀血内阻，以疼痛、肿块、出血、瘀血色脉征为主要表现的证。

痰证：指痰浊停聚或流窜于脏腑、组织之间，临床以痰多、胸闷、呕恶、眩晕、体胖、包块等为主要表现的证。

饮证：指饮邪停聚于腔隙或胃肠，以胸闷脘痞、呕吐清水、咳吐清稀痰涎、肋间饱满等为主要表现的证。

津液亏虚证：指体内津液不足，导致脏腑、组织、官窍失去滋润濡养所表现的证候。

水停证：指体内水液停聚，以肢体浮肿、小便不利，或腹大胀满、舌质淡胖等为主要表现的证。

气滞血瘀证：指由于气滞导致血行瘀阻，或血瘀导致气行阻滞，出现以气滞和血瘀症状相兼为主要表现的证。

气不固证：指气虚失其固摄之职，以自汗，或二便、经血、精液、胎元等不固为主要表现的证。

七、简答题

1. 风淫证指风邪侵袭人体肤表、经络，卫外机能失常，表现出符合“风”性特征的证。其辨证依据是新起恶风、微热、汗出、脉浮缓，或突起风团、瘙痒、麻木、肢体关节游走疼痛、面睑浮肿等。

2. “伤寒证”指寒邪外袭于肤表，阻遏卫阳，阳气抗邪于外所表现的表实寒证。其主要表现为恶寒、头身疼痛、无汗、苔白、脉浮紧等。

3. “中寒证”指寒邪直接内侵脏腑、气血，遏制及损伤阳气，阻滞脏腑气机和血液运行所表现的里实寒证。其辨证依据有新起恶寒、四肢厥冷、患部拘急冷痛、无汗、口不渴、小便清长、面白或青、苔白、脉沉紧甚至脉伏等。

4. 火淫证指外感温热火邪，阳热内盛所致的实热证候。其辨证依据是新病突起，病势较剧，以发热、口渴、便秘、尿黄、出血、舌红苔黄、脉数有力等为主要表现。

5. 暑淫证指感受暑热之邪，耗气伤津，以发热、汗出、口渴、疲乏等为主要表现的证。

6. 气虚证指元气不足，气的推动、固摄、防御、气化等功能减退，或脏器组织的机能减退，以神疲乏力、少气懒言、脉虚等为主要表现的虚弱证。

7. 呼吸微弱而不规则，汗出不止，口开目合，手撒身软，神识蒙眬，二便失禁，面色苍白，口唇青紫，舌淡，舌苔白润，脉微。

8. 血虚证指血液亏虚，不能濡养脏腑、经络、组织所表现的虚弱证。以面色淡白或萎黄，眼睑、口唇、爪甲色淡，头晕眼花，心悸，失眠多梦，健忘，肢体麻木，妇女经血量少色淡、愆期甚或闭经，舌淡苔白，脉细无力等为主要临床表现。

9. 血脱证指突然大量出血或长期反复出血，血液亡脱。其辨证依据：有血液严重损失的病史，以面色苍白、心悸、脉微或芤为主要表现。

10. 血脱可导致亡阳。两证均可见面色苍白，脉微欲绝；亡阳更见冷汗淋漓、肌肤不温、四肢厥冷等。

11. 气滞证指人体某一部位或某一脏腑、经络的气机阻滞，运行不畅所表现的证。临床常以胀闷、疼痛、脉弦为其主要表现。

12. 胀痛、窜痛或攻痛；症状时轻时重；部位不固定；按之一般无形；随嗳气、肠鸣、矢气而减轻；随情绪变化而加重或减轻。

13. 气闭证指邪气阻闭神机或脏器、官窍，以突发昏厥或绞痛为主要表现的实性急重证候。其辨证依据是，以突发昏厥，或脏器绞痛，或二便闭塞为主要表现。

14. 血热证指火热内炽，侵迫血分所致的实热证候，即血分的热证。以出血与实热症状共见为辨证依据。

15. 病机为瘀血阻塞脉络，血不循经而溢出脉外。特点是出血反复不止，色紫暗，或夹有血块。

16. 病位均在血分，均可见血瘀的证候。血寒证由寒致瘀，以寒为主，兼血瘀症状；血瘀证是各种原因导致的血行瘀阻，以瘀为主，不一定见寒象。

17. 津液亏虚证指体内津液亏少，形体、脏腑、官窍失却滋润、濡养、充盈所表现的证。辨证依据是以口渴，尿少，口、鼻、唇、舌、皮肤、大便干燥等为主要表现。

18. 三者均有阴液亏虚的表现。外界燥邪耗伤津液所见证候属燥证；体内津液亏少而见干燥症状者，属津液亏虚证；阴液亏虚而有内热表现者，一般属阴虚证。

19. 痰证的临床表现多端，根据流注部位、影响脏腑功能变化的不同，表现如下：①痰阻于肺：咳喘咯痰，胸闷痰鸣；②痰停于胃：脘痞，泛恶，呕吐；③痰扰心神：神昏，癫狂痫痴；④痰阻经脉：肢体麻木，半身不遂；⑤痰结局部：瘰疬瘿瘤，痰核乳癖，梅核气；⑥舌脉：苔腻，脉滑。

20. 水停证指体内水液因气化失常而停聚所表现的证候。临床主要表现：头面、肢体甚或全身水肿，按之凹陷不易起，或为腹水而见腹部膨隆，叩之音浊，小便短少不利，身体困重，舌淡胖，苔白滑，脉濡缓等。

21. 亡阴指阴液极度衰竭欲脱的危重证候；亡阳指阳气极度虚衰欲脱的危重证候。两者主要鉴别：①亡阳证：汗质稀冷如水，肢厥身冷，面色苍白，脉微欲绝；②亡阴证：汗黏如油，身热肢温，面赤颧红，脉细数疾无力。

22. 从本质上讲，因感寒而血脉凝滞的血瘀证与血寒证并无区别，但在症状上有偏寒、偏瘀的不同。血寒证重在寒象，故除舌暗、脉涩、月经不畅之外，其四肢逆冷青紫、少腹冷痛十分明显；血瘀证重在瘀阻，故除舌暗、脉涩、月经不畅之外，常有瘀肿疼痛，出血明显。

23. 两证均有出血和气之亡失症状，其区别在于气不摄血是由于气虚不摄血而致出血，其气虚在前，出血在后，出血呈小量持续；气随血脱是由于大量出血而致气随之暴脱，其出血在前，而气脱在后，出血呈大量出血，气脱亦呈亡阳之危候。

24. 气机升降失常，气上逆而不调所表现的证候称气逆证。胃气上逆则见呃逆，嗳气，恶心，呕吐；肝气上逆可见头痛、眩晕、昏厥、呕血等。

25. 气不摄血证是气虚不能统摄血液而见出血的证候，其出血以慢性渗血多见，血淡质清，多为便血、尿血、肌衄等下渗、外渗出血，且有气虚证的临床表现。血热证是脏腑火热炽盛，迫血妄行而出血，其出血以急性出血多见，血红质稠，多为吐血、衄血、咯血等上部出血，另可见里实热证的表现。

26. 四个证皆属疾病发展到濒危阶段的证候，且常可互相影响而同时存在，临床不易严格区分，诊断时主要是辨别何种亡脱在先。亡阳、血脱、气脱均见面色苍白、脉微，亡阴、亡阳、气脱均有汗出的特点。亡阴证有身热烦渴的特征，亡阳证以身凉肢厥为特征，气脱证以气息微弱尤为突出，血脱证有血液大量耗失的病史。

27. 气滞的证候一般为胸胁脘腹等处的胀闷，甚或疼痛，症状时轻时重，部位不固定，按之一般无形，疼痛性质一般可为窜痛、胀痛、攻痛等，痛胀常随嗳气、肠鸣、矢气后而减轻，或随情绪变化而加重或减轻，脉象多弦。引起的原因如情志不舒，饮食失调、感受外邪或外伤等，均可引起气机阻滞。此外，痰饮、瘀血、宿食、蛔虫，砂石等病理物质的阻塞，也可使气的运行发生障碍而致气滞，阳气虚弱，阴寒凝滞，亦可使脏腑经络之气机不畅而成气滞。

28. 病理性的“饮”，是指水液停聚而转化成的病理性产物，其质地较痰清稀。由饮邪停聚于胃肠、心肺、胸胁等处所致的证候，即为饮证。其证候随饮停部位而变化。饮停于肺，肺气上逆则见咳嗽气喘，胸闷或倚息不能半卧。水饮凌心，心阳受阻则见心悸。饮停胃肠，气机不畅，则脘腹痞胀，水声辘辘。胃气上逆，则泛吐清水。水饮留滞于四肢肌肤，则肢体浮肿，沉重酸困，小便不利。饮阻清阳，则头晕目眩。饮为阴邪，故苔见白滑，饮阻气机，则脉弦。

八、判断说明题

1.（√）理由：因情志刺激而起病，当前病理变化则是气机阻滞。

2.（×）理由：寒邪束表证为伤寒证，寒邪客肺证为中寒证。

3.（√）理由：气虚机能减退，运化无权，推动无力，可导致营亏、血虚、阳虚、生湿、生痰、水停、气滞、血瘀、易感外邪等。

4.（×）理由：是因脏腑功能减退，机体失却阳气的温煦，不能抵御阴寒之气而寒从内生所致。

5.（×）理由：血虚证指血液亏少，不能濡养脏腑、组织，见面白舌淡等而无阳亢表现；阴虚证为阴不制阳，有面赤颧红等虚热表现。

九、论述题

1. 病性辨证是在中医理论指导下，对病人所表现的各种症状、体征等进行分析、综合，从而确定疾病当前证候性质的辨证方法。“病性”，指病理改变的性质，也就是病理变化的本质属性，或称为“病机”。由于病性是导致疾病当前证候的本质性原因，因而也有称病性为“病因”者。病因指导致疾病发生的原始因素，如外感六淫、七情刺激、外伤、劳倦等，属于病因学、发病学的范畴；病性是当前证候的性质，如气虚、血瘀、湿热、痰饮等，属于诊断学、辨证学的范畴。

2. ①风邪袭表：汗出、恶风、脉浮缓。②风邪袭肺：咳嗽、咽喉痒痛、鼻塞流清涕或喷嚏。③风客肌肤：皮肤瘙痒、丘疹。④风袭经络：肌肤麻木、口眼㖞斜，甚至颈项强直、口噤不开、四肢抽搐。⑤风寒湿侵袭筋骨关节：肢体关节游走疼痛。⑥风水相搏：突起面睑、肢体浮肿。

3. 火淫证指外感火热邪毒，阳热内盛所表现的证候。新病突起，病势较剧，以发热、口渴、便秘、尿黄、舌红或绛、苔黄干、脉数有力等为主要临床表现。由火热所导致的病理变化，常见伤津耗液，甚至亡阴；火热迫血妄行而致各种出血；形成痈肿脓疡；致肝风内动，见抽搐、惊厥；火热闭扰心神，见神昏谵语等。

4. ①卫表不固：自汗，易感外邪。②下元不固：遗精、崩漏、滑胎、二便失禁等。③气不摄血：妇女崩漏及各种慢性出血症。

5. 气逆证指气机失调，气上冲逆所表现的证候。其常见于肺、胃、肝。肺气上逆，以咳嗽、呼吸喘促为主症；胃气上逆，以呃逆、呕恶、嗳气等为主症；肝气上逆，以头痛眩晕，甚至昏厥、呕血或咯血为主症。

6. 四者均属体内水液停聚所形成的病理性产物，其形成均常与肺、脾、肾等脏腑功能失调和对水液的气化失常有关。“湿”无明显形质可见而呈“汽态”，弥漫性大，以肢体闷重酸困等为主要表现；“水”质清稀为液态，流动性大，以水肿、少尿为主症；“饮”是一种较水浊而较痰稀的液态病理产物，常停聚于某些腔隙及胃肠，以停聚处的症状为主要表现；“痰”的质地稠浊而黏，常呈半凝固乳胶状态，流动性小，多停于肺，但可随气流窜全身，见症复杂，一般有吐痰多的主症。湿、水、饮、痰本属一类，难以截然划分，且可相互转化、兼并，故又常互相通称。

7. 血热证的出血，是由于火热内炽，侵迫血分，灼伤络脉，血溢脉外所致，多见于急性热病中，血色深红，或斑疹显露，并见实热证候。瘀血证的出血，是由于瘀血阻塞脉络，血液不循常道而溢出脉外，其特点是出血紫暗，夹有血块，常伴见瘀阻之症；气不摄血证的出血，是由于气虚统摄无权，血离经而外溢所致，多见于慢性病中，血色淡而质稀薄，常伴气虚之症。

8. 四者均属虚证，但有寒热之分，阴虚、亡阴有热象，属热证；阳虚、亡阳有寒象，属寒证。阴虚是阴液不足，可发展导致亡阴；阳虚是阳气不足，可发展导致亡阳。前者属阴阳偏衰，后者属阴阳竭脱。阴虚、阳虚多见于慢性虚证，病程较长；亡阴、亡阳多见于危重病后期，也可见于高热、大汗、剧烈吐泻和大失血后，属阴液暴竭或阳气暴脱的危重症，病程较短，病情急重，不及时抢救则可死亡。

十、病例分析题

1. 原始病因为感受寒邪；辨证之病因为“热”。患者因感寒而发病，发热不恶寒、咳喘胸痛、口渴舌红、脉滑数等症为寒邪入里化热所致。

2. 本病为中暑，现为暑伤津气证。患者因感受暑邪，暑闭心神则见发热、昏倒、汗出不止。虽神识已清，但炎热升散之暑性并未全除，暑邪耗气伤津，故见口渴、疲乏、尿黄、舌红、脉虚数等症。

3. 病因为蛔虫，伤食；病性为气逆，气闭；病位在胃。患儿呕出蛔虫，说明素有虫积，加之饮食不慎，致使胃腑气机逆乱，气机阻闭不通则发脘腹绞痛，脉弦；胃气上逆则恶心呕吐，吐出食物、痰涎、蛔虫；因系蛔虫、伤食所致，病在胃腑，为新病突起，食积未化热，故无寒热等证候，舌象无异。

4. 病名为痫病；证属风痰闭神证。“痫”者，间歇性发作之义，患者有类似发作病史，又有昏迷吐痰沫，间时自醒的特点，故应考虑为痫病。此次发病由肝风夹痰浊上逆，阻闭心神而为。猝然昏倒，不省人事，双目凝视为痰阻心神，神明失常之症；手足强直，抽搐为肝风内动之征；口吐痰沫，喉中痰鸣，苔白滑，为痰阻之征。

5. 诊断属亡阳证。患者因持续、剧烈腹泻，致使阴液暴伤而阳随阴脱。阳气极度衰微而欲绝，温煦、固摄、推动失职，故见突然冷汗淋漓、面色苍白、四肢厥冷、气息微弱、舌淡苔白润、脉浮数无根等亡阳证之见症。

6. 辨证：气虚、水肿（心气虚证兼脾虚湿盛）。

分析：心位胸中，心气不足，胸中宗气运转无力，则心悸，胸闷气短；不能运血上荣，故面色淡白；气虚不能卫外而自汗；劳则气耗，故诸症加重；浮肿、便溏为脾虚湿盛；舌脉均为上证之征。

7. 辨证：气血两虚。

分析：该病于流产之后损伤气血，故形瘦乏力，经行甚少，舌淡脉弱。肺主皮毛，脾主肌肉，其气虚则肌表疏松，卫阳不固，而自汗出；卫外力差，故恶风并常有冷风侵入之感；纳差短气亦为肺脾气虚之征。

8. 主诉：浮肿心悸 5 个月，加重 2 个月。

辨证：阴水。

分析：脾肾阳虚，气化不利运化失权，水湿停滞，而成腹胀、面浮足肿少尿。肾虚不纳气则气急；心阳不足，水邪凌心，则为心悸；阳虚水邪上逆，故颈脉怒张；阳虚失于温煦，则胫寒足冷；舌象乃阳虚水停；脉弦滑为水邪之象。

9. 辨证：饮证（外感风邪，饮停胸胁）。

分析：患者病已两周，初起右侧胸痛，为饮停胸胁，气机阻滞。五日来，恶寒发热，汗出头痛，系外感风邪之表证。肺主皮毛，风邪犯表，肺气不宣，又兼饮停胸胁，故见胸闷气短，胸胁痞闷作痛。邪犯脾胃，故纳谷不馨。舌苔薄腻、根稍厚，脉濡数滑，为水饮内停之象

10. 辨证：气血两虚证、气不摄血证。

分析：患者头晕眼花，心悸气短，失眠多梦，肢体麻木，皮肤枯涩是心血亏虚之象。纳呆，腹胀，面色萎黄，精神不振，消瘦为脾虚失运之征。舌淡苔白，脉细弱为气血不足之象。月经提前量多，经期长，紫斑，均为气不摄血之征。

第七章 病位辨证

习 题

一、A 型题

1. 心阴虚证的临床表现中最不容易见到的症状是（　　）
A. 失眠多梦　B. 心悸心烦　C. 面白舌淡
D. 五心烦热　E. 脉象细数

2. 下列哪项是诊断心阳虚证最主要的依据（　　）
A. 自汗、气短、神疲　B. 心悸、形寒、肢冷　C. 头晕、眼花、胸闷
D. 神疲、困倦、乏力　E. 面白、失眠、多梦

3. 根据下列哪项即可判断为心阳虚脱证（　　）
A. 呼吸微弱　B. 心悸、冷汗肢厥　C. 头晕眼花
D. 心胸闷痛　E. 面色淡白

4. 烦躁不宁，打人毁物，不避亲疏，胡言乱语，舌质红，苔黄腻，应诊断为（　　）
A. 痰热壅肺证　B. 痰蒙心神证　C. 心火亢盛证
D. 痰火扰神证　E. 阳明腑实证

5. 以憋闷为特点的心脉痹阻证的诱发原因是（　　）
A. 痰阻心脉　B. 气滞心脉　C. 寒凝心脉
D. 热郁心脉　E. 瘀阻心脉

6. 心血虚证的临床表现中最易见到的症状是（　　）
A. 颧红盗汗　B. 畏寒肢冷　C. 心胸憋痛
D. 唇舌淡白　E. 脉象细数

7. 心气虚证与心阳虚证的共见症状是（　　）
A. 形寒肢冷　B. 面白神疲　C. 心悸气短
D. 脉细无力　E. 舌质淡白

8. 瘀阻脑络证的头痛特点是（　　）
A. 颠顶冷痛　B. 绵绵隐痛　C. 痛如锥刺
D. 胀痛时作　E. 头脑空痛

9. 心气虚证最不容易见到的症状是（ ）

A. 唇舌淡白　B. 失眠多梦　C. 眩晕健忘

D. 舌红脉数　E. 心悸怔忡

10. 下列哪项不是心病的常见症状（ ）

A. 神识错乱　B. 失眠多梦　C. 心悸怔忡

D. 急躁易怒　E. 神昏健忘

11. 痰蒙心神证最不容易见到的症状是（ ）

A. 神情抑郁　B. 狂躁妄动　C. 突然昏仆

D. 喃喃自语　E. 痴呆淡漠

12. 心火上炎最主要的临床特征是（ ）

A. 口舌生疮　B. 心烦失眠　C. 发热口渴

D. 尿道灼痛　E. 神昏谵语

13. 下列哪项是诊断肺病最常见的症状（ ）

A. 胸闷胸痛　B. 少气懒言　C. 鼻塞流涕

D. 咳嗽气喘　E. 喉痒喉痛

14. 肺气虚证咳喘的特点是（ ）

A. 咳喘痰多，色白清稀　B. 咳喘无力，声低气短　C. 咳喘胸闷，声高息涌

D. 咳喘痰少，不易咳出　E. 咳喘痰白，稠黏难咯

15. 寒痰阻肺证的临床表现中不易见到的症状是（ ）

A. 形寒肢冷　B. 咳嗽气喘　C. 痰稀色白

D. 舌苔白滑　E. 脉象浮紧

16. 壮热口渴，咳喘气粗，鼻翼扇动，尿短赤，舌红苔黄，脉数者，应诊断为（ ）

A. 痰热蕴肺证　B. 燥邪犯肺证　C. 肺热炽盛证

D. 风热犯肺证　E. 痰湿阻肺证

17. 风水相搏证引起水肿的主要特征是（ ）

A. 水肿由下肢起　B. 胸廓饱胀而满　C. 单腹胀大膨隆

D. 头面眼睑先肿　E. 局限性水肿

18. 胸胁胀满，咳嗽牵引疼痛，气短，苔白滑，脉弦，应诊断为（ ）

A. 燥邪犯肺证　B. 痰热壅肺证　C. 寒痰阻肺证

D. 饮停胸胁证　E. 风寒犯肺证

19. 燥邪犯肺证中不容易见到的症状是（ ）

A. 咳痰带血　B. 痰黏难咯　C. 两颧潮红

D. 唇咽干燥　E. 恶寒发热

20. 脾病最常见的临床症状是（ ）

A. 胃脘胀痛　B. 嗳气呃逆　C. 腹胀便溏

D. 恶心呕吐　E. 吞酸吐酸

21. 脾阳虚证的临床表现中不易见到的症状是（ ）

A. 腹痛绵绵，喜温喜按　B. 面白少华，口淡不渴　C. 便溏不爽，色黄如糜
D. 白带清稀，量多气腥　E. 畏寒怕冷，四肢不温

22. 下列哪项是诊断脾虚气陷证的主要症状（　　）
A. 脘腹重坠，食后更甚　B. 食少腹胀，大便稀溏　C. 头晕目眩，舌淡脉细
D. 身倦乏力，少气懒言　E. 五更泄泻，便质清冷

23. 神疲乏力，面色萎黄，皮下紫斑，月经量多，舌淡，脉细无力，应诊断为（　　）
A. 脾气亏虚证　B. 脾不统血证　C. 脾气下陷证
D. 脾阳亏虚证　E. 寒湿困脾证

24. 小便浑浊如米泔的症状容易见于下列何证（　　）
A. 脾气亏虚证　B. 脾阳亏虚证　C. 脾不统血证
D. 脾虚气陷证　E. 寒湿困脾证

25. 下列哪项不是脾阳虚证的特征表现（　　）
A. 浮肿少尿　B. 带下清稀　C. 形寒肢冷
D. 月经淋沥　E. 久泄不止

26. 身热不扬，汗出不解，容易见于下列哪证（　　）
A. 脾气亏虚证　B. 脾阳亏虚证　C. 脾气下陷证
D. 湿热蕴脾证　E. 寒湿困脾证

27. 寒湿困脾证中难以见到的症状是（　　）
A. 黄色鲜明　B. 腹胀便溏　C. 泛恶欲呕
D. 肢体困重　E. 脉象濡缓

28. 脾不统血证中难以见到的症状是（　　）
A. 皮肤紫色斑块　B. 面白或萎黄　C. 头晕、目眩
D. 口臭龈肿齿衄　E. 疲乏、气短

29. 食少纳呆，腹胀便溏，神疲乏力，少气懒言，舌淡苔白，脉虚，应诊断为（　　）
A. 脾阳亏虚证　B. 寒湿困脾证　C. 脾不统血证
D. 脾气亏虚证　E. 脾气下陷证

30. 下列哪项是脾气虚证与脾阳虚证的鉴别症状（　　）
A. 形寒肢冷　B. 肢体浮肿　C. 食少便溏
D. 身倦乏力　E. 腹胀腹满

31. 寒滞肝脉证的临床特点是（　　）
A. 头晕目眩，胸胁胀闷　B. 少腹冷痛，睾丸坠胀　C. 脘腹冷痛，得温则减
D. 形寒肢冷，舌苔薄白　E. 阴囊湿疹，外阴瘙痒

32. 肝阳上亢证属于（　　）
A. 上下俱虚证　B. 上热下寒证　C. 上实下虚证
D. 上虚下实证　E. 上下俱实证

33. 热极生风证中动风表现的特点是（　　）
A. 手足震颤　B. 肢体麻木　C. 手足蠕动

D. 四肢抽搐　　E. 肌肉瞤动

34. 头痛烦躁，面红口苦，耳鸣胁痛，尿黄便秘，舌红苔黄燥，脉弦数，应诊断为（　　）

A. 肝阳上亢证　　B. 肝火炽盛证　　C. 肝胆湿热证

D. 肝阴亏虚证　　E. 肝风内动证

35. 肝气郁结证的临床表现中不易见到下列哪个症状（　　）

A. 时常太息　　B. 情志抑郁　　C. 胸胁胀痛

D. 手足蠕动　　E. 咽部异物感

36. 肝血虚证的临床表现中不易见到的症状是（　　）

A. 肌肉掣动　　B. 筋脉挛急　　C. 颈项强直

D. 手足震颤　　E. 肢体麻木

37. 下列哪项不是肝病的常见症状（　　）

A. 头晕目眩　　B. 肢体震颤　　C. 急躁易怒

D. 少腹胀痛　　E. 纳呆便溏

38. 头晕目涩，胁肋隐痛，面部烘热，潮热盗汗，舌红少苔，脉弦细数，应诊断为（　　）

A. 肝火炽盛证　　B. 肝气郁结证　　C. 肝胆湿热证

D. 肝阳上亢证　　E. 肝阴虚证

39. 手足拘急、肢体震颤、四肢麻木、肌肉瞤动等动风表现，应诊断为（　　）

A. 阴虚生风证　　B. 血虚生风证　　C. 肝阳化风证

D. 血燥生风证　　E. 热极生风证

40. 下列哪项在肾阳虚证中不易见到（　　）

A. 肢厥下利，大便稀溏　　B. 形寒肢冷，面白神疲　　C. 滑精早泄，小便清长

D. 失眠多梦，腰膝酸软　　E. 下肢水肿，按之凹陷

41. 肾气不固证的临床表现中不易见到的症状是（　　）

A. 滑精早泄　　B. 胎动易滑　　C. 余沥不尽

D. 月经淋沥　　E. 大便不爽

42. 小儿生长发育迟缓、成人早衰多见于（　　）

A. 肾阳亏虚证　　B. 肾虚水泛证　　C. 肾气不固证

D. 肾阴亏虚证　　E. 肾精不足证

43. 腰膝酸软，眩晕耳鸣，遗精早泄，舌红少苔，脉细数，应诊断为（　　）

A. 肾阳亏虚证　　B. 肾气不固证　　C. 肾精不足证

D. 肾阴亏虚证　　E. 肾虚水泛证

44. 肾虚水泛证水肿的部位多见于（　　）

A. 头面肿甚　　B. 胸胁肿甚　　C. 下肢肿甚

D. 脐腹肿甚　　E. 上肢肿甚

45. 胃阴虚证的临床表现中不易见到的症状是（　　）

A. 胃脘灼痛　B. 口燥咽干　C. 大便秘结
D. 消谷善饥　E. 舌红少津

46. 下列哪项在大肠湿热证中不易见到（　　）
A. 身热口渴　B. 里急后重　C. 下痢脓血
D. 舌红少苔　E. 脉象滑数

47. 胃脘隐痛，喜温喜按，食后痛减，畏寒肢凉，舌淡胖嫩，应诊为（　　）
A. 胃气虚证　B. 胃阳虚证　C. 寒饮停胃证
D. 脾气虚证　E. 脾阳虚证

48. 下列哪项一般不是胃气虚证的临床表现（　　）
A. 胃脘冷痛喜温　B. 食少口淡不渴　C. 气短神疲乏力
D. 食后脘胀更甚　E. 舌淡苔白脉弱

49. 脘腹冷痛，痛势暴急，口吐清水，面青肢冷，苔白滑，脉沉紧，应诊断为（　　）
A. 胃阳亏虚证　B. 寒饮停胃证　C. 胃气虚证
D. 食滞胃脘证　E. 寒滞胃脘证

50. 下列哪项不属胃热炽盛证的临床表现（　　）
A. 胃脘灼痛　B. 消谷善饥　C. 龈肿齿衄
D. 舌红少苔　E. 便秘尿黄

51. 下列哪项是诊断肠热腑实证的主要依据（　　）
A. 脉沉数，或沉实有力　B. 舌质红，苔黄厚而燥　C. 脐腹满痛，发热便秘
D. 汗出口渴，壮热脉洪　E. 神昏谵语，甚或狂乱

52. 寒滞胃脘证最主要的临床表现是（　　）
A. 胃脘冷痛　B. 嗳腐吞酸　C. 胃中振水声
D. 头晕目眩　E. 饥不欲食

53. 惊悸失眠，胆怯易惊，烦躁不安，口苦呕恶，舌红苔黄腻，脉弦数，应诊断为（　　）
A. 心火亢盛证　B. 痰火扰神证　C. 肝火炽盛证
D. 胆郁痰扰证　E. 肝胆湿热证

54. 大便干燥，艰涩难下，口臭头晕，舌红少苔，脉细数，应诊断为（　　）
A. 肠燥津亏证　B. 肠热腑实证　C. 虫积肠道证
D. 食滞胃脘证　E. 大肠湿热证

55. 虫积肠道证不易见到的症状是（　　）
A. 面部白色斑　B. 白睛蓝斑　C. 皮下紫斑
D. 睡中龂齿　E. 唇内有粟粒样白点

56. 脘腹胀痛拒按，厌食，吞酸，呕吐酸腐，舌苔厚腻，脉滑，应诊断为（　　）
A. 食滞胃肠证　B. 寒滞胃肠证　C. 胃热炽盛证
D. 胃肠气滞证　E. 寒饮停胃证

57. 膀胱湿热证一般不见（ ）
A. 小便浑浊　B. 余沥不尽　C. 尿急短黄
D. 排尿灼痛　E. 小便频数

58. 惊悸失眠，头晕呕恶，胸胁胀闷，口苦吐痰，苔白腻，脉弦滑，应诊断为（ ）
A. 肝火炽盛证　B. 肝阳上亢证　C. 肝胆湿热证
D. 胆郁痰扰证　E. 肝胃不和证

59. 心肾不交证最典型的表现是（ ）
A. 眩晕耳鸣，腰膝酸软　B. 心悸怔忡，肢肿尿少　C. 心烦失眠，腰酸盗汗
D. 心悸失眠，头晕目眩　E. 嗜睡神疲，心悸肢肿

60. 心肾阳虚证最典型的表现是（ ）
A. 心悸怔忡，肢肿形寒　B. 心中动悸，面白神疲　C. 腰膝冷痛，畏寒肢冷
D. 心胸憋痛，舌质暗淡　E. 心悸失眠，腰酸盗汗

61. 下列哪项是心肺气虚证最典型的临床表现（ ）
A. 咳喘痰多，动则尤甚　B. 喘息短气，呼多吸少　C. 咳喘无力，自汗畏风
D. 咯痰清稀，乏力神疲　E. 自汗乏力，喘咳心悸

62. 心脾气血两虚证最常见的症状是（ ）
A. 心悸怔忡，神疲乏力　B. 食少腹胀，面色萎黄　C. 失眠多梦，舌质淡白
D. 心悸多梦，便溏舌淡　E. 心烦不寐，舌红少苔

63. 下列哪项是诊断心肝血虚证的主要依据（ ）
A. 心悸健忘，面白舌淡　B. 头晕目眩，月经停闭　C. 心悸多梦，视弱肢麻
D. 手足震颤，头晕目眩　E. 视物模糊，爪甲不荣

64. 根据下列哪项即可辨证为脾肺气虚证（ ）
A. 咳喘短气，食少便溏　B. 咯痰清稀，面白神疲　C. 纳少腹胀，身倦乏力
D. 肢体浮肿，舌淡脉弱　E. 气短而喘，声低懒言

65. 久病咳喘，呼多吸少，动则尤甚，腰膝酸软，舌淡紫，脉沉弱，应诊断为（ ）
A. 肾气不固证　B. 肺肾气虚证　C. 脾肺气虚证
D. 心肺气虚证　E. 心肾不交证

66. 下列哪组症状是诊断肺肾阴虚证的主要依据（ ）
A. 咳嗽痰少，声音嘶哑　B. 腰膝酸软，骨蒸潮热　C. 咳痰带血，遗精盗汗
D. 舌红少苔，脉象细数　E. 颧红咽干，月经不调

67. 肝火犯肺证的主要临床表现是（ ）
A. 咳痰黄黏，甚则咯血　B. 头晕头胀，急躁易怒　C. 胸胁灼痛，咳痰带血
D. 舌红苔黄，脉象弦数　E. 面红目赤，烦热口苦

68. 下列哪项一般不属肝胃不和证的表现（ ）
A. 脘胁胀痛　B. 情绪抑郁　C. 呃逆嗳气
D. 腹胀便溏　E. 嘈杂吞酸

69. 在肝郁脾虚证的辨证中最有诊断意义的是（　　）
A. 腹痛欲泻，泻后痛减　B. 大便稀溏，肠鸣矢气　C. 胸胁胀痛，腹泻便溏
D. 情志抑郁，时时太息　E. 舌苔薄白，脉弦或缓

70. 最宜诊断为肝肾阴虚证的表现是（　　）
A. 腰酸耳鸣，梦遗盗汗　B. 舌红少苔，脉象细数　C. 眩晕胁痛，急躁易怒
D. 遗精盗汗，月经量少　E. 腰酸胁痛，五心烦热

71. 下列哪组症状最宜辨为脾肾阳虚证（　　）
A. 腰腹冷痛，五更泄泻　B. 腰膝酸软，下肢水肿　C. 食少腹胀，便溏肢冷
D. 舌淡苔白，脉象沉迟　E. 腹痛绵绵，肢体浮肿

72. 胁肋胀痛，口苦厌油，寒热往来，身目发黄，应诊断为（　　）
A. 脾胃湿热证　B. 肝火炽盛证　C. 胆郁痰扰证
D. 肝胆湿热证　E. 肝气郁结证

73. “六经辨证”是由哪位医家创立的（　　）
A. 华佗　B. 成无己　C. 王叔和
D. 张仲景　E. 张元素

74. 太阳中风证的主要辨证要点是（　　）
A. 恶寒发热，头项强痛，脉浮紧
B. 发热恶风，头痛汗出，脉浮缓
C. 发热恶寒，项背强痛，脉浮缓
D. 发热恶寒，头痛汗出，脉浮数
E. 发热恶寒，头痛汗出，脉浮缓

75. 恶寒发热，头身疼痛，无汗而喘，脉浮紧，宜诊断为（　　）
A. 太阳中风证　B. 上焦病证　C. 卫分证
D. 太阳伤寒证　E. 表虚证

76. 下列哪项不是太阳蓄水证的临床表现（　　）
A. 发热，恶寒，脉浮　B. 口渴，水入即吐　C. 大便色黑，少腹硬满
D. 小便不利，小腹满　E. 渴欲饮水，脉浮数

77. 鉴别蓄水证与蓄血证，下述哪项最有意义（　　）
A. 少腹硬满或不满　B. 口渴引饮或不渴　C. 小便自利或不利
D. 神志不清或神清　E. 脉象浮数或沉结

78. 阳明经证临床表现不具备下列哪项（　　）
A. 脉洪大　B. 身热汗出　C. 口渴引饮
D. 大便泄泻　E. 面赤气粗

79. 下列哪项是太阳中风证汗出的机理（　　）
A. 气虚不固，津液外泄　B. 卫外不固，营不内守　C. 外邪化热，迫津外泄
D. 卫阳素虚，肌表不固　E. 虚热内炽，蒸津外泄

80. 对于“胃家实”的含义，下列哪项认识最正确（　　）

A. 胃肠邪气盛实　B. 胃腑燥结成实　C. 胃肠燥热亢盛
D. 肠中燥结成实　E. 胃腑燥热亢盛

81. 少阳病的临床表现下列哪项是错误的（　　）
A. 寒热往来　B. 不欲饮食　C. 胸胁苦满
D. 心烦喜呕　E. 脉滑数

82. 少阴热化证的临床表现不包括下列哪项（　　）
A. 心烦不眠　B. 口燥咽干　C. 脉细数
D. 舌尖红　E. 胁下痞硬

83. 下列哪项是太阴病证的主要病机（　　）
A. 脾肾阳虚，温化失权　B. 脾阳不振，机能减退　C. 脾阳不振，水饮不化
D. 脾阳虚弱，寒湿内生　E. 脾阳不振，湿郁化热

84. 下列哪项不见于太阴病证（　　）
A. 口苦　B. 食不下　C. 四肢不温
D. 腹满而吐　E. 时腹自痛

85. 下列哪项是少阴寒化证“面赤”的病机（　　）
A. 阳衰阴盛，格阳于上　B. 病情向愈，阳气来复　C. 寒郁化热，蒸腾于上
D. 卫阳郁闭，从阳化火　E. 表邪不解，阳气怫郁

86. 厥阴病证的主要病机是（　　）
A. 上热下寒，寒热格拒　B. 上热下寒，寒热错杂　C. 正伤邪陷，寒热错杂
D. 表寒化热，上热下寒　E. 阴阳胜复，寒热错杂

87. 六经传变中“合病”的最确切含义是下列哪项（　　）
A. 由一经病证转变为另一经病证
B. 两经或三经同时出现的病证
C. 阳经病证与阴经病证并见
D. 一经病证同时兼有他经证候
E. 一经之证未罢又见他经病证

88. 在六经传变中，少阳病转变为厥阴病，称为（　　）
A. 合病　B. 表里传　C. 循经传
D. 直中　E. 越经传

89. 下列何证可见高热汗出，腹满硬痛，便秘，谵语，苔焦黄，脉沉实（　　）
A. 脾胃湿热证　B. 阳明经热证　C. 阳明腑实证
D. 大肠湿热证　E. 痰火扰神证

90. 腹满而痛，腹泻，不欲食，宜诊断为（　　）
A. 太阴病证　B. 少阴病证　C. 阳明病证
D. 少阳病证　E. 太阳病证

91. “卫气营血”辨证是哪位医家创立的（　　）
A. 吴鞠通　B. 叶天士　C. 陈平伯

D. 薛生白　　E. 吴又可

92. 下列哪项一般不属气分证的病位（　　）
A. 肺　　B. 胸膈　　C. 肝肾
D. 胃　　E. 胆

93. 下列哪项不见于营分证（　　）
A. 心烦不寐　　B. 口不甚渴　　C. 舌质红绛
D. 身热夜甚　　E. 斑疹显露

94. 手太阴肺经的病变可归属于（　　）
A. 卫分证　　B. 气分证　　C. 血分证
D. 营分证　　E. 营血分证

95. 身热、谵妄、斑疹、抽搐、舌深绛的主要病机是（　　）
A. 阴虚阳亢，肝风内动　　B. 营分热盛，引动肝风　　C. 肝经热盛，肝风内动
D. 血分热盛，肝风内动　　E. 津血亏虚，筋脉失养

96. 创立三焦辨证的医家是（　　）
A. 吴鞠通　　B. 薛生白　　C. 王孟英
D. 叶天士　　E. 刘河间

97. 三焦辨证所概括的病证哪项不对（　　）
A. 手太阴肺的病变属上焦病证
B. 足阳明胃的病变属中焦病证
C. 手厥阴心包的病变属下焦病证
D. 足太阴脾的病变属中焦病证
E. 足少阴肾的病变属下焦病证

98. 关于卫气营血病证正确的传变次序是（　　）
A. 卫分→气分→营分→血分　　B. 气分→卫分→营分→血分
C. 卫分→气分→血分→营分　　D. 血分→气分→营分→卫分
E. 营分→气分→卫分→血分

99. 下列哪项一般不属于下焦病证（　　）
A. 身热颧红　　B. 口燥咽干　　C. 手足蠕动
D. 耳聋　　E. 时腹自痛

100. 经络辨证一般不包括下列哪项（　　）
A. 经络循行部位的症状　　B. 经络所属脏腑的症状　　C. 多经合病的症状
D. 另条经络所见的症状　　E. 辨奇经八脉病证

二、B 型题

A. 持续低热，手足蠕动，舌绛少苔
B. 突然昏仆，半身不遂，口眼歪斜
C. 筋脉拘急，肌肉掣动，肢体麻木

D. 两目上视，角弓反张，高热神昏
E. 突然昏倒，不省人事，口吐涎沫

1. 痰蒙心神证的临床表现是（　　）
2. 阴虚动风证的临床表现是（　　）
3. 热极生风证的临床表现是（　　）

A. 头痛，头晕，面红目赤，急躁易怒，口苦，脉弦数
B. 眩晕眼花，两目干涩，胁痛颧红，舌红少苔，脉弦细数
C. 头痛而晕，面白神疲，心悸，舌淡脉细
D. 腰膝酸软，眩晕耳鸣，月经失调，遗精盗汗，舌红少苔
E. 头目胀痛，眩晕耳鸣，面红目赤，头重脚轻，舌红少津

4. 肝阳上亢证的临床表现是（　　）
5. 肝阴虚证的临床表现是（　　）
6. 肾阴虚证的临床表现是（　　）

A. 肠燥津亏证　　B. 胃阴亏虚证　　C. 肠热腑实证
D. 食滞胃脘证　　E. 胃热炽盛证　　F. 寒滞胃肠证

7. 脘腹痞胀疼痛、拒按，嗳腐吞酸，泻下臭秽，脉滑，应诊断为（　　）
8. 便秘，腹部硬满疼痛，日晡潮热，舌红苔黄厚而燥，应诊断为（　　）
9. 便秘，胃脘灼痛，渴喜冷饮，舌红苔黄，脉滑数，应诊断为（　　）

A. 肺热炽盛证　　B. 风热犯肺证　　C. 燥邪犯肺证
D. 痰热壅肺证　　E. 肺阴虚证

10. 发热微恶风寒，咳嗽，痰稠色黄，咽喉疼痛，苔薄黄，脉浮数，应诊断为（　　）
11. 干咳无痰，痰少而黏、难咯，潮热颧红，舌红苔少，脉细数，应诊断为（　　）
12. 高热，咳嗽气喘，口渴欲饮，舌红苔黄，脉数，应诊断为（　　）

A. 心血虚证　　B. 心气虚证　　C. 心阳虚证
D. 心阴虚证　　E. 心阳虚脱证

13 心悸头晕，失眠多梦，面色淡白，唇舌色淡者。此属（　　）
14. 心烦心悸，失眠多梦，舌红少苔，脉细数者。此属（　　）
15. 心悸怔忡，形寒肢冷，气短心痛，苔白滑，脉弱者。此属（　　）
16. 心悸怔忡，胸闷气短，精神疲乏，舌淡脉虚者。此属（　　）

A. 心肾不交证　　B. 肾气不固证　　C. 心脾两虚证
D. 肾阴亏虚证　　E. 肾精不足证

17. 梦遗头晕，耳鸣，心烦而悸，舌红少苔，脉细数，应诊断为（　　）
18. 遗精，头晕目眩，形体干瘦，舌红少苔，脉细数，应诊断为（　　）
19. 滑精频作，神疲乏力，面色少华，舌淡苔白，脉沉弱，应诊断为（　　）

A. 肝胃不和证　　B. 湿热蕴脾证　　C. 肝火炽盛证
D. 肝郁脾虚证　　E. 肝经湿热证
20. 脘腹痞胀，纳呆呕恶，身热不扬，汗出热不减，应诊断为（　　）
21. 脘胁胀痛，吞酸嘈杂，呃逆嗳气，情绪抑郁，善太息，应诊断为（　　）
22. 带下色黄而臭，外阴瘙痒，舌红苔黄腻，应诊断为（　　）

A. 心烦少寐，腰膝酸软，五心烦热，头晕耳鸣
B. 心悸怔忡，胸闷气短，咳嗽气喘，吐痰清稀
C. 心悸怔忡，形寒肢冷，肢体浮肿，唇甲青紫
D. 心悸怔忡，腹胀便溏，皮下出血，神疲乏力
E. 心悸怔忡，失眠健忘，两目干涩，肢体麻木
23. 心脾两虚证的临床表现是（　　）
24. 心肾阳虚证的临床表现是（　　）
25. 心肝血虚证的临床表现是（　　）

A. 热结旁流，大便恶臭　　B. 口吐清水，大便溏薄　　C. 下痢脓血，里急后重
D. 下利清谷，完谷不化　　E. 大便酸腐秽臭
26. 大肠湿热证的临床特点是（　　）
27. 肠热腑实证的临床特点是（　　）
28. 食滞胃脘证的临床特点是（　　）

A. 肾阳虚证　　B. 肾气不固证　　C. 肾虚水泛证
D. 肾阴虚证　　E. 肾精不足证
29. 腰膝酸软而痛，眩晕耳鸣，五心烦热，辨证为（　　）
30. 腰膝酸冷，周身浮肿，按之没指，疲乏，辨证为（　　）
31. 小儿发育迟缓，成人早衰，男子精少，女子经闭，辨证为（　　）

A. 脾阳虚证　　B. 脾虚气陷证　　C. 寒湿困脾证
D. 脾气虚证　　E. 胃气虚证
32. 食少脘痞，食后胀甚，气短神疲，面色萎黄，舌淡脉弱，应诊断为（　　）
33. 腹痛绵绵，食少腹胀，大便稀溏，形寒肢冷，舌淡胖，脉微，应诊断为（　　）
34. 腹满痞闷，口腻纳呆，泛恶欲呕，肢体困重，舌苔白腻，脉濡缓，应诊断为（　　）

A. 咳嗽痰白清稀，恶寒发热
B. 喘咳吐稀白痰，形寒肢冷
C. 咳喘吐泡沫痰，心悸水肿
D. 咳嗽气喘，痰稠量多易咯
E. 咳嗽气喘息粗，痰黄稠黏
35. 寒痰阻肺证的临床表现为（　　）
36. 风寒犯肺证的临床表现为（　　）

A. 胃气虚证　B. 胃阳虚证　C. 寒滞胃脘证
D. 胃热炽盛证　E. 胃阴虚证
37. 胃脘冷痛，呕吐清水，夹有不消化食物，畏寒肢冷，应诊断为（　　）
38. 胃脘隐隐灼痛，嘈杂不舒，饥不欲食，干呕呃逆，大便干结，应诊断为（　　）

A. 寒邪袭表，郁遏卫气，损伤营阴
B. 风寒袭表，正邪交争，营卫失和
C. 风寒袭表，郁遏卫气，损伤营阴
D. 风寒外袭，卫外不固，营不内守
E. 风寒外束，卫阳被遏，毛窍闭伏
39. 太阳伤寒证的主要病机是（　　）
40. 太阳中风证的主要病机是（　　）
41. 太阳病的主要病机是（　　）

A. 身热不扬　B. 日晡潮热　C. 五心烦热
D. 身热汗出　E. 往来寒热
42. 少阳病证的发热特点是（　　）
43. 太阴湿热证的发热特点是（　　）
44. 阳明腑实证的发热特点是（　　）

A. 温热袭表，肺卫失宣　B. 邪热壅肺，肺气郁闭　C. 温邪入内，阳热亢盛
D. 热灼营阴，心神被扰　E. 温邪入血，动血动风
45. 卫分证的主要病机是（　　）
46. 气分证的主要病机是（　　）
47. 营分证的主要病机是（　　）

A. 气分证　B. 气营同病　C. 营分证
D. 血分证　E. 营血同病
48. 发热咳嗽，心烦，汗出口渴，斑疹隐现，舌红，苔黄燥，属（　　）

49. 身热夜甚，心烦神昏，斑疹隐隐，舌绛，脉细数，属（　　）
50. 身热夜甚，躁扰不宁，斑疹显露，吐血衄血，舌深绛，属（　　）

A. 肺与大肠　　B. 肝胆脾胃　　C. 肺与心包
D. 脾与胃　　E. 肝与肾
51. 上焦病证的病位是在（　　）
52. 中焦病证的病位是在（　　）
53. 下焦病证的病位是在（　　）

三、X 型题

1. 心气虚证与心阳虚证的共见症是（　　）
A. 自汗气短　　B. 畏寒肢冷　　C. 神疲乏力
D. 心悸怔忡　　E. 舌质紫暗
2. 下列哪些属于脾阳虚证与寒湿困脾证的共见症状（　　）
A. 白带清稀　　B. 食少腹胀　　C. 大便溏稀
D. 身目发黄　　E. 肢体浮肿
3. 肝病的常见临床表现有哪些（　　）
A. 情志抑郁　　B. 手足抽搐　　C. 胸胁胀痛
D. 头晕目眩　　E. 语言謇涩
4. 胃阴虚证与胃热炽盛证的共见症有哪些（　　）
A. 胃脘疼痛　　B. 牙龈肿痛　　C. 便干尿少
D. 舌红苔少　　E. 消谷善饥
5. 大肠湿热证可有哪些临床表现（　　）
A. 腹痛里急　　B. 脘腹重坠，食入更甚　　C. 暴泻黄色稀水
D. 身热口渴　　E. 舌红苔黄腻
6. 肝阳上亢证的临床表现常见（　　）
A. 腰膝酸软　　B. 头目胀痛　　C. 急躁多怒
D. 面红耳赤　　E. 突然昏倒
7. 肾气不固证的临床表现常见（　　）
A. 月经淋沥　　B. 男子滑精　　C. 五更泄泻
D. 小便失禁　　E. 癃闭
8. 痰火扰神证的临床表现有哪些（　　）
A. 狂躁妄动　　B. 神昏谵语　　C. 精神抑郁
D. 喉间痰鸣　　E. 手足抽搐
9. 下列哪些是燥邪犯肺证与肺阴虚证的鉴别点（　　）
A. 干咳痰少　　B. 口燥咽干　　C. 潮热盗汗
D. 胸痛咳血　　E. 发热恶风

10. 肝阳化风证的临床表现可见（ ）
A. 高热抽搐 B. 头痛肢麻 C. 眩晕欲仆
D. 突然昏倒 E. 半身不遂

11. 六经病中的“传经”有哪几种（ ）
A. 逆经传 B. 表里传 C. 循经传
D. 内外传 E. 越经传

12. 下列哪些是厥阴病证的临床表现（ ）
A. 饥而不欲食 B. 腹满而吐 C. 气上冲心
D. 心中疼热 E. 消渴

13. 下列哪些属于上焦病证（ ）
A. 高热，神昏，谵语，舌謇
B. 胸脘痞闷，身热便秘，苔黄腻
C. 发热恶风，汗出，脉浮数
D. 身热，咳嗽气喘，苔黄，脉数
E. 口干咽燥，耳聋，脉虚大

14. 潮热汗出，腹满硬痛，大便秘结，苔黄燥，脉沉实，不可诊为（ ）
A. 胃热炽盛证 B. 阳明腑证 C. 气分证
D. 肠热腑实证 E. 中焦病证

四、是非题

1. 心气虚证与心阳虚证均可见到畏寒肢冷的表现。（ ）
2. 肺气虚证容易见到自汗，恶风，反复感冒的表现。（ ）
3. 脾虚气陷证不能见到小便浑浊的症状。（ ）
4. 肝阳上亢证属于上盛下虚，虚实夹杂的证候。（ ）
5. 膀胱湿热证可以见长期小便频数的症状。（ ）
6. 肾阴虚证既可见到月经量少、经闭，又可见到崩漏的表现。（ ）
7. 心肾阳虚证与脾肾阳虚证都能见到下肢水肿的表现。（ ）
8. 见到干咳无痰，不易咯出的表现，即可判断为肺阴虚证。（ ）
9. 六经病证的传变中，“合病”是指伤寒病一经之证未罢，又见他经病证。（ ）
10. 持续低热，暮热早凉，五心烦热，手足蠕动，脉细数，按卫气营血辨证，属营分证热盛动风。（ ）
11. 妇女月经不调、不孕、滑胎流产等，按经络辨证，常认为病在冲任。（ ）

五、填空题

1. 心脉痹阻证的诱因是________、________、________、________。
2. 口舌生疮，赤烂疼痛常见于________证。
3. 心阳虚证进一步发展可形成________证。

4. 肺的病证中最为常见的症状是________和________。

5. 咳嗽痰白清稀，苔薄，脉浮紧，应诊断为________证。

6. 风热犯肺证是以________、________和________共见为辨证要点。

7. 咳嗽气喘，痰白质黏，量多易咯，应诊断为________证。

8. 胸胁饱满胀痛，咳嗽、转侧牵引作痛，应诊断为________证。

9. 脾气虚，水谷失运表现的主要症状是________、________、________。

10. 脘腹重坠，内脏下垂与气虚证共见，应辨为________证。

11. 脾病虚证包括________、________、________、________四个证型。

12. 肝风内动证分为________、________、________、________四个证型。

13. 少腹、前阴、颠顶冷痛，应诊断为________证。

14. 肝阳上亢证的性质为________。

15. 男子阳痿早泄，女子宫寒不孕，多属于________证。

16. 生长发育迟缓、早衰，生育功能低下，应辨为________证。

17. 男子阳强易举，遗精，早泄多见于________证。

18. 胃阴虚证在食欲方面表现的特征是________。

19. 胃脘灼热疼痛的症状可见于________证和________证。

20. 小儿见面部白斑或白睛蓝斑等症状，多考虑为________证。

21. 太阳经证的证候表现是________、________、________。

22. 因感邪的不同和体质的差异，太阳经证有________证与________证的区别。

23. 阳明病的主要病机是________。

24. 少阳病证是以________、________等为辨证依据。

25. 少阴病的病位主要是在________、________，临床多见________类型。

26. 少腹急结，小便自利，大便色黑，为________证的辨证依据。

27. 阳明经证与阳明腑证的病机鉴别点是________。

28. 卫气营血辨证中，卫分证主________，邪在________；气分证主________，病在________、________、________、________、________等脏腑。

29. 营分证病位在________与________；血分证主要累及________、________、________。

六、名词解释

脏腑辨证	心气虚证	痰蒙心神证	痰火扰神证	瘀阻脑络证
痰饮停肺证	风水相搏证	肺阴虚证	风热犯肺证	痰热壅肺证
脾不统血证	脾气下陷证	寒湿困脾证	脾胃湿热证	肾精不足证
肾气不固证	六经辨证	阳明经证	合病	少阴病
气分证候	逆传	热扰胸膈证	卫气营血辨证	逆传心包证
三焦辨证	直中			

七、简答题

1. 心火亢盛证的常见临床表现有哪些?
2. 痰蒙心神证的常见临床表现有哪些?
3. 何谓瘀阻脑络证?
4. 心气虚证与心阳虚证有何异同?
5. 心血虚证和心阴虚证的临床表现有何异同?
6. 肺气虚证的常见临床表现有哪些?
7. 何谓风水搏肺证?
8. 何谓痰热壅肺证？
9. 饮停胸胁证的常见临床表现是什么?
10. 何谓脾不统血证?
11. 何谓脾虚气陷证?
12. 寒湿困脾证的常见临床表现有哪些？
13. 何谓湿热蕴脾证？
14. 肝血虚证的常见临床表现是什么？
15. 何谓肝阳上亢证？
16. 何谓肝风内动证？
17. 肝郁气滞证的临床表现有哪些？
18. 肾阳虚证的临床表现有哪些？
19. 何谓肾虚水泛证？
20. 肾气不固证的临床表现有哪些？
21. 何谓肾精不足证？
22. 胃阴虚证有何临床表现？
23. 何谓寒滞胃脘证？
24. 何谓心肾不交证？常见临床表现有哪些？
25. 何谓肝火犯肺证？常见临床表现有哪些？
26. 肝肾阴虚证的常见临床表现是什么？
27. 肝胃不和证的常见临床表现有哪些？
28. 何谓六经辨证?
29. 太阳中风证的发病机理与临床表现是什么?
30. 何谓太阳伤寒证? 有何临床表现?
31. 阳明病的基本病机是什么? 如何分型?
32. 少阴寒化证的病机与临床表现是什么?
33. 少阳病的病位、临床表现与病机各如何?
34. 何谓六经传变的“合病”“并病”?
35. 何谓卫气营血辨证?

36. 卫气营血的传变规律是什么？
37. 何谓“逆传”？其标志着什么？
38. 六经辨证与脏腑、经络的关系？
39. 试述营分证的临床表现和病理特点。
40. 何谓血分证？有何病理特点？
41. 何谓中焦病证？中焦病证如何分型？

八、判断说明题

1. 心火亢盛是由心阴不足，阴不制阳，心火偏亢所引起的证候。(　　)理由：
2. 咳嗽痰中带血，是鉴别肺阴虚证与燥邪犯肺证的主要依据。(　　)理由：
3. 脾不统血证可见月经淋沥不尽的表现。(　　)理由：
4. 眩晕耳鸣，头目胀痛，面红目赤，急躁易怒，头重足轻，腰膝酸痛，舌红少津，脉弦有力，应诊断为肝火炽盛证。(　　)理由：
5. 肾阳虚证既可见到面色淡白，又可引起面色黧黑。(　　)理由：
6. 便闭而泻下青黑恶臭粪水，称热结旁流，是肠道湿热证的表现。(　　)理由：
7. 膀胱湿热证的表现中可见到阴部潮湿、瘙痒，阴器肿痛等症状。(　　)理由：
8. 心肾阳虚证与肾虚水泛证的主要区别在于有无头面水肿。(　　)理由：
9. 卫气营血证候的病理性质均为实热证。(　　)理由：
10. 有无汗出是鉴别太阳中风证与太阳伤寒证的重要依据之一。(　　)理由：

九、论述题

1. 寒湿困脾证与湿热蕴脾证的临床表现有何异同？
2. 肝阳上亢证与肝火炽盛证的临床表现有何异同？
3. 肝阳化风证与热极生风证的临床表现有何异同？
4. 何谓心脉痹阻？不同诱因的特征性表现如何？
5. 肝胃不和证与肝郁脾虚证的临床表现有何异同？
6. 肝血虚证与肝阴虚证的临床表现有何不同？
7. 风热犯肺证、肺热炽盛证、痰热壅肺证的临床表现有何差异？
8. 脾气虚证与脾阳虚证的临床表现有何不同？
9. 胃阳虚证和脾阳虚证的临床表现有何异同？
10. 胃阴虚证和胃热证的临床表现有何异同？
11. 心肾阳虚证、脾肾阳虚证、风水搏肺证在水肿特征上有何不同？
12. 怎样区分肾阴虚证与肾精不足证的临床表现？
13. 心肾不交证、肝火亢盛证、肝肾阴虚证的共见证候是什么？怎样区别？
14. 何为六经辨证的“循经传”？其顺序如何？
15. 试述六经辨证、卫气营血辨证、三焦辨证之间的相互关系。
16. 阳明经证与阳明腑证的病机与临床表现有何不同？

17. 冲、任、督脉主何病证？

18. 心脉痹阻证的原因有哪些？怎样鉴别？

十、病例分析题

1. 患者，男，63 岁，教师，5 年前因工作紧张而出现头痛、眩晕，逐日加重，曾服中药、西药，疗效不显，近 1 个月病情加剧。现见眩晕耳鸣，头痛且胀，面红目赤，急躁易怒，口苦咽干，失眠多噩梦，腰膝酸软，头重脚轻，步履不稳，舌红少苔，脉弦细数而有力。要求：写出主诉、八纲结论、证候分析、证名。

2. 患者，男，19 岁，学生，3 天前因气候突变，出现恶风寒、发热、无汗、身痛、咳痰清稀等症，昨日起体温上升至 39.5℃，咳嗽加剧。就诊时见高热，咳喘胸闷，气粗，痰多色淡黄而黏、不易咯出，口渴思饮，烦躁不安，小便短黄，大便干结，舌红苔黄腻，脉滑数。要求：写出主诉、八纲结论、证候分析、证名。

3. 患者，女，37 岁，公务员，素体虚弱，纳呆食少，腹胀便溏，身倦乏力。半年前月经周期逐渐推迟，每次量少色淡，自觉头晕眼花，视力减退，失眠多梦，肢体麻木，屈伸不利，面色淡白，舌淡苔白，脉弦细。要求：写出主诉、证候分析，确定证名。

4. 患者，女，23 岁，学生，3 天前因过食冰冷食物，当晚即腹胀腹泻，夜不安卧，今日病情加重，前来诊治。现面色暗黄不泽，身重困倦，口淡不渴，口腻纳呆，恶心欲呕，脘腹胀满，大便泻下清稀如水，日行 7 ~ 8 次，小便短少，舌淡红，苔白腻，脉迟缓。要求：写出主诉、八纲结论、证候分析、证名。

5. 患者，女，47 岁，教师，10 年前患感冒引起咳嗽，其后每年均有发作，反复不已。10 天前因家事不和，心烦作怒，咳嗽再起，痰中带血而前来就诊。现咳嗽连声不断，痰黄而黏，不易咯出，严重时痰中带血，咳时面红目赤，胸胁疼痛，口干苦，头晕头胀，小便短黄，大便干燥，舌红苔薄黄，脉弦数。要求：写出主诉、八纲结论、证候分析、证名。

6. 患者，男，38 岁，工人，平素喜食辛辣刺激等食品，半年来时见胃脘疼痛，曾服温胃散寒止痛药无效，近半个月来胃痛复发而来就诊。现见体瘦，胃脘隐痛，心下有灼热感，饮食稍有不慎，或略为多食，则脘痞不舒，嗳气时作，知饥但不思食，口燥咽干，小便短少，大便干结，舌红少津，脉细数。要求：写出主诉、八纲结论、证候分析、证名。

7. 患者，男，34 岁，职员，3 年来右胁下疼痛反复发作，前晚因朋友聚会，饮酒过多，右胁下疼痛再度发作，剧痛难忍，前来就诊。现见右胁下灼痛，持续不解，痛剧难忍，厌食腹胀，口苦，泛恶欲呕，便溏不爽，日行 2 ~ 3 次，寒热往来，小便短赤，舌红，苔黄腻，脉滑数。要求：写出主诉、八纲结论、证候分析、证名。

8. 患者，男，32 岁，农民，两年前因受寒，出现咽喉疼痛而突然眼睑浮肿，继则全身皆肿，曾住院两次，水肿仍反复发作。近半个月来腰以下肿明显，按之凹陷，面色淡白，四肢不温，畏寒，神疲，腰膝酸冷，久不欲食，食后腹胀，小便不利，舌质淡胖，苔白滑，脉沉弱。要求：写出主诉、八纲结论、证候分析、证名。

9. 患者，男，68岁，退休工人，咳嗽气喘5年余，经治未见明显好转。近1个月来自觉心悸不安，就诊时见面色淡白，咳喘气短，动则加剧，吐痰清稀，心悸胸闷，神疲乏力，自汗，头晕，舌质淡紫，脉沉细无力。要求：写出主诉、证候分析，确定证名。

10. 患者，女，21岁，学生，3年来反复咳嗽，痰中带血，诊断为肺结核。就诊时见形体消瘦，两颧红赤，咳嗽阵作，胸痛，痰中带血，血色鲜红，口燥咽干，盗汗，腰酸，耳鸣，舌红无苔，脉细数。要求：写出主诉、八纲结论、证候分析、证名。

11. 刘某，男，25岁，前日偶感风寒，恶寒，头身痛，无汗，继之发热，咳嗽，至夜间热势不减，烦躁不安，高热烦渴（40℃），大汗出，伴胸闷疼痛，神识欠清，烦躁谵语，舌红苔黄，脉洪数。要求用六经辨证做出诊断，并辨析其证候。

12. 王某，女，25岁，因不慎着凉，即起咳嗽，咯痰色黄，咽喉痒痛，口干欲饮，伴身热微恶寒、头痛，舌尖红，舌苔黄白而干，脉浮数。用卫气营血辨证做出诊断，并辨析其证候。

13. 胡某，男，3岁，麻疹高热4天，持续不退，疹色紫暗，烦躁不安，时有昏迷，咳嗽剧烈，鼻翼扇动，痰黏稠不易咯出，便秘溲赤，舌绛，苔黄，脉滑数。用卫气营血辨证做出诊断，并对其证候进行分析。

14. 朱某，男，48岁，干部。心悸，短气，乏力1年。患者既往身体欠佳，近1年来自觉心悸、胸闷，自购“补药”数种，服后效果不显。最近心悸发作频繁，神疲乏力，上楼时提气不上，稍事活动则汗出、气短、心悸加重。舌质浅淡，舌苔薄白，脉虚无力。要求：①病情分析。②提出证名。

15. 尤某，男，61岁，退休干部。反复发作胸痛、心悸1个月。患者自诉近1个月来心悸发作频繁，不能安卧，每次胸痛时间虽不长，但痛如针刺，牵引左侧肩臂，甚至冷汗出，不能活动，时伴舌尖发麻，胸部紧闷，虽已服用多种西药暂时缓解症状，但仍反复发作。面色紫暗，舌质稍淡，边有瘀斑，舌苔薄白，脉细涩。要求：①做出病情分析。②提出辨证结果。

参考答案

一、A型题

1.C　2.B　3.B　4.D　5.A　6.D　7.C　8.C　9.D

10.D（答案分析：急躁易怒主要责之于肝阳、肝火，故D不是心病的常见症状）

11.B

12.A（答案分析：虽心烦失眠、神昏谵语也都有心火上炎的病机，但心火上炎主要是指口舌生疮）

13.D　14.B　15.E　16.C　17.D　18.D　19.C　20.C　21.C　22.A　23.B　24.D

25.D（答案分析：月经淋沥可因脾不统血所致，而不一定是脾阳虚，故D不是脾阳虚证的特征表现）

26.D　27.A　28.D　29.D　30.A　31.B　32.C　33.D　34.B　35.D　36.C　37.E　38.E

39.B（答案分析：无热极、阴虚、阳亢、血燥的表现，而见拘急、震颤、麻木等症，故属B）

40.D　41.E　42.E　43.D　44.C　45.D　46.D　47.B　48.A

49.E（答案分析：以脘腹冷痛为主症，故属E而不是B）

50.D　51.C　52.A　53.D　54.A　55.C　56.A　57.B　58.D　59.C　60.A　61.E
62.D　63.C　64.A　65.B　66.C　67.C

68.D（答案分析：腹胀便溏一般是肝郁脾虚证的表现，故D不属肝胃不和证的表现）

69.C　70.E　71.A　72.D　73.D　74.B　75.D　76.C　77.C　78.D　79.B　80.C
81.E　82.E　83.D　84.A　85.A　86.B　87.B　88.B　89.C　90.A　91.B　92.C
93.E　94.A　95.D　96.A　97.C　98.A　99.E　100.D

二、B型题

1.E　2.A　3.D　4.E　5.B　6.D　7.D　8.C　9.E　10.B　11.E　12.A　13.A　14.D
15.C　16.B　17.A　18.D　19.B　20.B　21.A　22.E　23.D　24.C　25.E　26.C　27.A
28.E　29.D　30.C　31.E

32.E（答案分析：以食少脘痞、食后胀甚为主要表现，故属胃气虚证）

33.A　34.C　35.B　36.A　37.B　38.E　39.E　40.D　41.B　42.E　43.A　44.B
45.A　46.C　47.D　48.B　49.C　50.D　51.C　52.D　53.E

三、X型题

1.ACD（答案分析：心阳虚证常由心气虚证进一步发展而来，两者皆见自汗气短、神疲乏力、心悸怔忡等心气虚证的临床表现。畏寒肢冷为阳虚独见，舌质紫暗为心脉痹阻，故为A、C、D）

2.ABCE（答案分析：脾阳虚证与寒湿困脾证均有脾失温运的临床表现，可见白带清稀、食少腹胀、大便溏稀、肢体浮肿。身目发黄，为寒湿困脾证见症，故为A、B、C、E）

3.ABCD（答案分析：语言謇涩的病位主要在心神，而A、B、C、D均是）

4.AC（答案分析：消谷善饥、牙龈肿痛为胃热证的见症；舌红苔少为胃阴虚证的见症，故为A、C）

5.ACDE　6.ABCD　7.ABD

8.ABD（答案分析：精神抑郁见于肝郁气滞证；手足抽搐见于肝风内动证，故可见A、B、D）

9.CE（答案分析：发热恶风为燥邪犯肺证的临床表现；潮热盗汗只见于肺阴虚证，

故为 C、E。)

10.BCDE(答案分析:高热抽搐系热极生风证的临床表现,故为 B、C、D、E)

11.BCE

12.ACDE(答案分析:B 属于太阴病证的主要表现)

13.ACD 14.ACE

四、是非题

1. ×(心气虚证一般无畏冷肢凉)
2. √(肺气亏虚,卫外不固,故易见自汗等症)
3. ×(脾气下陷,清浊不分,可见小便浑浊)
4. √(肝阳亢于上,肾阴亏于下,故属上盛下虚,虚实夹杂之证)
5. ×(长期小便频数一般不属实证的膀胱湿热)
6. √(阴虚而冲任不充,故有经量少、经闭;阴虚火旺,迫血妄行,则见崩漏)
7. √(肾阳虚水泛,水气凌心,必有水肿;脾阳虚失运,肾阳虚不主水,故见水肿)
8. ×(燥邪犯肺证亦常见干咳无痰等症)
9. ×(此为“传经”,“合病”是指两经或三经同时出现的病证)
10. ×(营分证一般无动风证候,属血分证肝肾阴虚内热,筋脉失养而动风)
11. √(月经、生殖的病变常与冲任有关)

五、填空题

1. 气滞,瘀血,痰浊,阴寒
2. 心火亢盛
3. 心阳虚脱
4. 咳嗽,气喘
5. 风寒犯肺
6. 咳嗽,痰黄稠,风热表证
7. 痰浊阻肺 / 寒痰阻肺
8. 饮停胸胁
9. 纳少,腹胀,便溏
10. 脾虚气陷
11. 脾气虚证,脾阳虚证,脾虚气陷证,脾不统血证
12. 肝阳化风证,热极生风证,阴虚动风证,血虚生风证
13. 寒凝肝脉
14. 上盛下虚
15. 肾阳虚
16. 肾精不足

17. 肾阴虚
18. 饥不欲食
19. 胃阴虚，胃热炽盛
20. 虫积肠道
21. 恶寒，头项强痛，脉浮
22. 太阳中风，太阳伤寒
23. 胃家实
24. 寒热往来，胸胁苦满
25. 心、肾，阳虚寒化
26. 太阳蓄血
27. 肠中有无燥屎内结
28. 表，肺卫；里，胸、膈、胃、肠、胆
29. 心，心包；心、肝、肾

六、名词解释

脏腑辨证：根据脏腑生理活动、病理特点，将四诊症状、体征进行综合分析，推断疾病所在的脏腑病位及其病理性质的辨证方法。

心气虚证：由心气不足而表现以心悸怔忡、胸闷气短为主症的证候。

痰蒙心神证：由痰浊蒙闭心神，表现以抑郁性精神失常及痰浊内盛为主的证候。

痰火扰神证：指火热痰浊交结，扰闭心神，以狂躁、神昏及痰热症状为主要表现的证候，又称痰火扰心（闭窍）证。

瘀阻脑络证：指瘀血犯头，阻滞脑络，以头痛、头晕及瘀血症状为主要表现的证候。

痰饮停肺证：指由痰饮停聚于肺，肺失宣降，表现以咳嗽、哮喘为主症的证候。

风水相搏证：指风邪侵袭，肺失宣降，不能通调水道，水湿泛滥肌肤所表现的证候。

肺阴虚证：指肺阴亏虚，虚热内扰，以干咳少痰、潮热盗汗等为主要表现的虚热证候，又名肺虚热证。

风热犯肺证：指风热侵袭，肺卫失宣，以咳嗽、发热、恶风等为主要表现的证候，本证在三焦辨证中属上焦病证，在卫气营血辨证中属卫分证。

痰热壅肺证：指痰热交结，壅滞于肺，肺失清肃，以发热、咳喘、痰多黄稠等为主要表现的证候。

脾不统血证：指由脾气亏虚，不能统摄血液而致血溢脉外为主症的证候。

脾气下陷证：指脾虚无力升举，反而下陷所表现的证候，又称中气下陷证。

寒湿困脾证：指寒湿内盛，中阳受困，运化失职所表现的证候。

脾胃湿热证：指湿热内蕴中焦，致运化失职所表现的证候，又称中焦湿热证或湿热蕴阻脾胃证。

肾精不足证：指肾精亏虚，脑与骨、髓失充，以生长发育迟缓、早衰、生育机能低下等为主要表现的虚弱证候。

肾气不固证：指肾气亏虚，封藏固摄功能失职，以精液、小便、大便、月经、胎元等不固为主要表现的虚弱证候。

六经辨证：汉代张仲景《伤寒杂病论》中创立的论治伤寒病的辨证方法。

阳明经证：阳明病邪热弥漫全身，充斥于阳明经，而肠道尚无燥屎的证候。

合病：六经病证中，凡两经或三经的证候同时出现者，如太阳阳明合病、太阳少阳合病。

少阴病：指伤寒病变后期，全身阴阳衰惫，以脉微细、但欲寐为主要表现的证候。

气分证候：指温热病邪内传脏腑，正盛邪炽，阳热亢盛所表现的里实热证候。

逆传：指邪入卫分后，不经过气分阶段而直接深入营、血分；或指温热病邪由肺卫直接传入手厥阴心包经者。

热扰胸膈证：邪入气分，内扰胸膈，熏灼于心肺所表现的实热证候。

卫气营血辨证：清代叶天士创立的一种以诊察外感温热病的辨证方法，将外感温病发展传变归类于卫分、气分、营分、血分四个病理阶段。

逆传心包证：肺经温热之邪从肺卫直接传入手厥阴心包经，而出现邪陷心包的证候。

三焦辨证：清代吴鞠通在《温病条辨》中创立的用以论治温热病的辨证方法。

直中：伤寒病初起不从三阳经传入，而病邪直入于三阴者，称为“直中”。

七、简答题

1. 心烦失眠，或狂躁谵语发热，神志不清；或舌上生疮，溃烂疼痛；或吐血，衄血；或小便短赤，灼热涩痛；伴发热口渴，便秘尿黄；面红舌赤，苔黄，脉数。

2. 神情痴呆，意识模糊，甚则昏不知人；或神情抑郁，表情淡漠，喃喃独语，举止失常；或突然昏仆，不省人事，口吐涎沫，喉有痰声；并见面色晦暗、胸闷、呕恶、舌苔白腻、脉滑等症。

3. 瘀血阻滞脑络，以头痛、头晕及血瘀症状为主要表现的证。

4. 共同点：同属心气不足的证候，均可见心悸、气短、胸闷等症。

不同点：心气虚证疲乏等症表现明显，寒象不显；心阳虚证则畏冷肢凉、色晦暗等症明显。

5. 共同点：心血虚与心阴虚均可见心悸、失眠、多梦等症。

不同点：心血虚证以面色淡白、唇舌色淡等“色白”血虚表现为特征。心阴虚证以口燥咽干、形体消瘦、两颧潮红、手足心热、潮热盗汗等“色红”及阴虚内热之象为特征。

6. 咳喘无力，咯痰清稀，少气懒言，语声低怯，动则尤甚；神疲体倦，面色淡白，自汗，恶风，易于感冒；舌淡苔白，脉弱。

7. 风邪袭肺，宣降失常，通调水道失职，水湿泛溢肌肤，以突起头面浮肿及卫表症状为主要表现的证。

8. 痰热交结，壅闭于肺，肺失清肃，以发热、咳喘、痰多黄稠等为主要表现的证。

9. 胸廓饱满，胸胁胀闷或痛，咳嗽，气喘，呼吸、咳嗽或身体转侧时牵引胁痛，或有头目晕眩，舌苔白滑，脉沉弦。

10. 脾气虚弱，统血失常，血溢脉外，以各种出血及脾气虚症状为主要表现的证，又名气不摄血证。

11. 脾气虚弱，升举无力而反下陷，以眩晕、泄泻、脘腹重坠、内脏下垂及气虚症状为主要表现的证，又称中气下陷证。

12. 脘腹胀闷，口腻纳呆，泛恶欲呕，口淡不渴，腹痛便溏，头身困重，或小便短少，肢体肿胀，或身目发黄，面色晦暗不泽，或妇女白带量多，舌体淡胖，舌苔白滑或白腻，脉象濡缓或沉细。

13. 湿热内蕴，脾失健运，以腹胀、纳呆、便溏及湿热症状为主要表现的证。

14. 头晕眼花，视力减退或夜盲，或见肢体麻木，关节拘急，手足震颤，肌肉瞤动，或为妇女月经量少、色淡，甚则闭经，爪甲不荣，面白无华，舌淡，脉细。

15. 肝肾阴亏，阴不制阳，阳亢于上，以眩晕耳鸣、头目胀痛、头重脚轻、腰膝酸软等上盛下虚症状为主要表现的证。

16. 因阳亢、火热、阴虚、血亏等所致，以眩晕、麻木、抽搐、震颤等“动摇”症状为主要表现的一类证，属内风证。

17. 情志抑郁，善太息，胸胁、少腹胀满疼痛、走窜不定，或咽部异物感，或颈部瘿瘤、瘰疬，或胁下肿块，妇女可见乳房作胀疼痛、月经不调、痛经，舌苔薄白，脉弦。病情常与情绪变化有关。

18. 腰膝酸软冷痛，畏寒肢冷，下肢尤甚，㿠白或黧黑，神疲乏力；或见性欲冷淡，男子阳痿、滑精、早泄，女子宫寒不孕、白带清稀量多；或尿频清长，夜尿多，舌淡苔白，脉沉细无力，尺部尤甚。

19. 肾的阳气亏虚，气化无权，水液泛溢，以浮肿下肢尤甚、尿少及肾阳虚症状为主要表现的证。

20. 腰膝酸软，神疲乏力，耳鸣失聪；小便频数而清，或尿后余沥不尽，或遗尿，或夜尿频多，或小便失禁；男子滑精、早泄；女子月经淋沥不尽，或带下清稀量多，或胎动易滑；舌淡，苔白，脉弱。

21. 肾精亏损，脑与骨、髓失充，以小儿生长发育迟缓、生育机能低下、成人早衰等为主要表现的证。

22. 胃脘嘈杂，饥不欲食，或脘胀不舒，隐隐灼痛，干呕，呃逆，口燥咽干，大便干结，小便短少，舌红少苔乏津，脉细数。

23. 寒邪侵袭胃，阻滞气机，以胃脘冷痛、恶心呕吐及实寒症状为主要表现的证。

24. 心与肾的阴液亏虚，阳气偏亢，以心烦、失眠、梦遗、耳鸣、腰酸为主要表现的虚热证候，又称心肾阴虚阳亢（火旺）证。临床表现可见心烦失眠，惊悸健忘，头晕，耳鸣，腰膝酸软，梦遗，口咽干燥，五心烦热，潮热盗汗，便结尿黄，舌红少苔，脉细数。

25. 肝火炽盛，上逆犯肺，肺失清肃，以胸胁灼痛、急躁、咳嗽痰黄或咳血为主要表现的实热证候。临床表现可见胸胁灼痛，急躁易怒，头胀头晕，面红目赤，口苦口干，咳嗽阵作，痰黄稠黏，甚则咳血，舌质红，苔薄黄，脉弦数。

26. 头晕，目眩，耳鸣，健忘，胁痛，腰膝酸软，口燥咽干，失眠多梦，低热或五心烦热，颧红，盗汗，男子遗精，女子月经量少，舌红少苔，脉细数。

27. 胃脘、胁肋胀满疼痛、走窜不定，嗳气，吞酸嘈杂，呃逆，不思饮食，情绪抑郁，善太息，或烦躁易怒，舌质红，苔薄黄或薄白，脉弦。

28. 六经辨证是以六经所系经络、脏腑的生理病理为基础，将外感病过程中所出现的各种证候，综合归纳为太阳病证、阳明病证、少阳病证、太阴病证、少阴病证和厥阴病证六类，用来阐述疾病演变过程中各个不同阶段的发病规律、病变特点和病变本质，用以指导临床的诊断和治疗。

29. 太阳中风证是以风邪为主的风寒之邪侵袭太阳经脉，以致卫阳浮于外，风性开泄，卫外不固，营不内守。其以发热、恶风、汗出、脉浮缓等为主要临床表现。

30. 太阳伤寒证指以寒为主的风寒之邪侵犯太阳经脉，卫阳被遏，营阴郁滞，毛窍闭伏所表现的证候。临床表现为恶寒，发热，头项强痛，身体疼痛，无汗，脉浮紧。

31. 阳明病的主要病机是阳热亢盛，胃肠燥热，即“胃家实”。阳明病分为阳明经证与阳明腑证两类。

32. 病机是心肾阳气虚衰，从阴化寒，阴寒独盛的虚寒证候。临床可见无热恶寒，但欲寐，四肢厥冷，下利清谷，呕不能食，或食入即吐，或身热反不恶寒，甚至面赤，脉微细。

33. 少阳病属于半表半里证。其以口苦、咽干、目眩、寒热往来、胸胁苦满、嘿嘿不欲饮食、心烦喜呕、脉弦为主要表现。病机为邪犯少阳胆腑，枢机不运，经气不利。

34. 合病指伤寒病不经过传变，两经或三经同时出现的病证。并病是指伤寒病凡一经病证未罢，又见他经病证者。

35. 卫气营血辨证，是将外感温热病发展过程中不同病理阶段所反映的证候，分为卫气证、气分证、营分证、血分证四类，用以说明病位的浅深、病情的轻重和传变的规律，并指导临床治疗的辨证方法。

36. 一般有顺传和逆传两种形式。顺传为病变从卫分开始，依次传入气分、营分、血分。逆传为邪入卫分后，不经过气分阶段而直接深入营、血分。此外，尚有发病径见气分证、卫气同病、气营两燔或气血两燔等。

37. 逆传指温热病邪不按照次序及规律传变，如邪入卫分后，不经过气分阶段而直接深入营分、血分，出现神昏、谵语等重笃病情。逆传标志着邪气盛或正气大虚，病势更加危急凶险。

38. 六经辨证虽主要是对伤寒病发展过程中产生的证候进行辨证，但与脏腑、经络关系密切，六经病证所表现的症状，以经络、脏腑病变为病理基础。三阳病证以六腑病变为基础，三阴病证以五脏的病变为基础。

39. 营分证以身热夜甚，口不甚渴，心烦不寐，甚或神昏谵语，斑疹隐隐，舌质红绛无苔，脉细数为临床表现。其以营阴受损，心神被扰为病理特点。

40. 温热病邪深入血分，为温热病深重阶段所表现的证候。其以心、肝、肾病变为主，以耗血伤阴、动血、动风为病理特点。

41. 中焦病证指温热之邪侵袭中焦脾胃，邪从燥化或邪从湿化所表现的证候。其主要分为阳明燥热证、太阴湿热证。

八、判断说明题

1.（×）理由：心火亢盛证，不是虚热证，而是火热内炽，扰乱心神，迫血妄行，上炎口舌，热邪下移的实热证。

2.（×）理由：二证均可见到咳嗽痰中带血，故不是二者的鉴别依据。鉴别点主要是燥邪犯肺证有表证；肺阴虚证有虚热内扰的表现。

3.（√）理由：脾气虚弱，不能统摄血行，妇女常表现为月经淋沥不尽。

4.（×）理由：不是因肝火炽盛所致，而是肝阳亢扰于上，肝肾阴液亏损于下所致，故应诊断为肝阳上亢证。

5.（√）理由：阳气虚衰，不能推动气血上荣于面，故可见面色淡白。肾阳虚衰，阴寒内盛，气血运行不畅，则可见面色焦黑。

6.（×）理由："热结旁流"不是肠道湿热证的表现，而是因为肠道燥屎内积，邪热逼迫津液下泄，应诊断为肠热腑实证。

7.（×）理由：证属肝经湿热下注。膀胱湿热证以小便频数、急迫、灼热、短黄、涩痛等为主要表现。

8.（×）理由：头面水肿不是二证的鉴别要点。因二证均属阴水，均是腰部以下水肿比较明显。其区别在于心肾阳虚证有心悸怔忡的表现。

9.（×）理由：卫气营血证候多为实证、热证，但邪热炽盛，灼伤营阴，甚则耗血动血，可表现为虚热证。

10.（√）理由：太阳中风证以感受风邪为主，风性疏泄，腠理开泄，故见自汗；太阳伤寒证以感受寒邪为主，寒性收引，卫阳被遏，腠理闭郁，故无汗。

九、论述题

1. 共同点：均为湿邪困脾，气机阻滞，可见脘腹胀闷、纳呆、便溏不爽、肢体困重、苔腻、脉濡等症状。

不同点：两者病性有寒热的不同。寒湿困脾证为寒邪与湿邪困阻脾阳，除了湿邪困脾的症状之外，尚可见身目发黄、黄色晦暗如烟熏、舌淡苔白等症状；湿热蕴脾证为热邪与湿邪困阻中焦，除了湿邪困脾的症状之外，尚可见面目发黄色鲜明、口苦、身热不扬、舌红苔黄等热象。

2. 共同点：均有阳热亢盛于上的病机，均可见头晕、面红、目赤、急躁、易怒等症。

不同点：肝火炽盛证纯属火热过盛的实证，多因火热之邪侵扰，或气郁化火所致，以发热口渴、便干尿黄、舌红脉数等热证为主要表现，不见下虚的症状，病程较短，病势较急；肝阳上亢证为用阳太过，阳亢耗阴，上盛下虚的虚实夹杂证，以眩晕、面赤、烦躁、头重脚轻、腰膝酸软等为主要表现，病程较长，病势略缓。

3. 共同点：均有动风的表现。

不同点：肝阳化风证有慢性病史，表现为眩晕欲仆、项强肢颤，或猝然昏倒、口眼歪斜、半身不遂等；热极生风证多为外感温热病邪，有高热、神昏、抽搐等症。

4. 瘀血、痰浊、阴寒、气滞等因素阻闭心脉，以心悸怔忡、心胸憋闷疼痛为主要表现的证。因瘀血阻滞心脉者，以刺痛、固定、舌质紫暗、脉细涩为特征；痰浊阻滞心脉者，以闷痛、体胖、痰多、困重、苔白腻、脉沉滑为特征；阴寒凝滞心脉者，以剧痛、畏寒肢冷、舌淡苔白、脉沉迟为特征；气滞心脉者，以胀痛、胁胀、善太息、脉弦为特征。

5. 共同点：均有肝郁气滞表现，见胸胁胀满疼痛，善太息，情志抑郁或烦躁易怒。肝胃不和证兼胃失和降的表现，见胃脘胀痛、痞满、嗳气、呃逆等症；肝郁脾虚证兼脾失健运的表现，常见食少、腹胀、便溏等症。

6. 肝血虚证面白无华，不见热象，以视力减退、模糊，夜盲为主，其动风多为麻木、拘急、颤动；肝阴虚证有阵阵烘热、两颧潮红等明显的虚热表现，以两眼干涩为主，其动风多为手足蠕动。

7. ①风热犯肺证：为肺卫失宣，有表热证的症状，如咳嗽，痰少而黄，鼻塞，流浊涕，咽喉肿痛，发热，微恶风寒，口干渴，舌尖红，苔薄黄，脉浮数。②肺热炽盛证：属里热炽盛，已无表证，表现为发热，口渴，咳嗽，气粗而喘，鼻翼扇动，鼻息灼热，胸痛，或有咽喉红肿疼痛，小便短赤，大便秘结，舌红苔黄，脉洪数。③痰热壅肺证：不仅里热炽盛，并有明显的痰热证候，表现为咳嗽，咯痰黄稠而量多，胸闷，气喘息粗，甚则鼻翼扇动，喉中痰鸣，或咳吐脓血腥臭痰，脚痛，发热口渴，烦躁不安，小便短赤，大便秘结，舌红苔黄腻，脉滑数。

8. 脾气虚证以运化失常，水谷不化，水湿不运，脏腑功能减退的症状为主，不见寒象。脾阳虚证是脾气虚证的进一步发展，除能见到脾气虚证的所有表现外，还有脾失温运，虚寒内生的病机，常见脘腹隐痛、喜温喜按、形寒肢冷等明显虚寒之象的表现。

9. 共同点：均为阳气虚失于温煦的病机，均见脘腹隐痛、喜温喜按、饮食减少的表现，同属虚寒证。

不同点：脾阳虚证以脾失健运的病机为主，胀或痛的部位侧重于大腹，兼腹胀、便溏、水肿、白带量多等脾失健运和水湿不化的表现；胃阳虚证以受纳腐熟功能减退，胃失和降的病机为主，胀或痛的部位侧重于胃脘，兼脘痞隐痛、嗳气等症明显。

10. 共同点：均有胃失和降的病机，均可见脘痛、口渴、便干、脉数等症。

不同点：胃阴虚证为虚热证，症见饥不欲食，舌红少苔，脉细数；胃热证为实热证，症见消谷善饥，并可见口臭、牙龈肿痛溃烂、齿衄等症，舌红苔黄，脉滑数。

11. ①心肾阳虚证：以下肢肿胀明显，按之凹陷不起，同时兼有心悸怔忡的表现。

②脾肾阳虚证：亦以下肢肿胀明显，按之凹陷不起，但兼症为纳呆食少、腹满便溏等症。③风水搏肺证：眼睑头面先肿，继而遍及全身，上半身肿甚，来势迅速，皮肤薄而发亮。

12. ①肾阴虚证：既有腰膝酸软，耳鸣，齿松发脱，男子遗精、早泄，女子经少或经闭、崩漏，失眠，健忘，咽干，体瘦等肾虚证候；又有五心烦热、潮热盗汗、骨蒸、舌红少津、少苔无苔、脉细数等阴虚内热的表现。②肾精不足证：小儿生长发育迟缓，身体矮小，囟门迟闭，智力低下，骨骼痿软；男子精少不育，女子经闭不孕，性欲减退；成人早衰，健忘恍惚，呆钝，行动迟缓，舌淡，脉细弱；无明显热象。

13. 共见证候：肾阴虚损。

区别：心肾不交证有心烦失眠、惊悸健忘、头晕耳鸣等心火上炎的表现；肝火亢盛证有眩晕耳鸣、头目胀痛、面红目赤、急躁易怒等肝阳升发太过的表现；肝肾阴虚证有肝阴不足，肝络失养的胁痛，水不涵木，肝阳上扰的头晕目眩、耳鸣健忘等表现。

14. 病邪自外侵入，逐渐向里发展，由某一经病证转变为另一经病证，称为“传经”，其中若按伤寒六经的顺序相传者称“循经传”。顺序为太阳病证—阳明病证—少阳病证—太阴病证—少阴病证—厥阴病证。

15. 卫气营血辨证与三焦辨证是针对温热病的辨证方法，六经辨证主要是针对伤寒病的辨证纲领。卫气营血辨证和三焦辨证是在六经辨证基础上发展起来的，弥补了六经辨证的不足。卫气营血辨证和三焦辨证是互相关联、互相交叉的，二者从纵与横的不同角度分辨外感温热病。

16. 阳明经证是邪热亢盛，充斥阳明之经，弥漫全身，肠道尚无燥屎内结；表现为身大热，大汗出，大渴引饮，面赤心烦，舌苔黄燥，脉洪大。阳明腑证为阳明经证的进一步发展，邪热内盛与肠中糟粕相搏而成燥屎内结的证候；表现为日晡潮热，手足汗出，脐腹胀满疼痛，大便秘结，甚则神昏谵语，狂乱，舌苔黄厚干燥或起芒刺，甚则焦黑燥裂，脉滑数或沉实。

17. 冲、任、督脉的病证，常与人的先、后天真气有关，并常反映为生殖功能的异常。如调理冲任可以治疗妇女月经不调、不孕、滑胎流产等。带脉环绕腰腹，其病常见腰脊绕腹而痛、子宫脱垂、赤白带下等。

18. 心脉痹阻证的主症为心悸怔忡，心胸憋痛，痛引肩臂，其常见的原因为瘀阻、痰凝、寒凝、气滞。若痛如针刺，舌紫暗、紫斑，脉细涩或结代，为瘀阻心脉；若心胸闷痛，体胖痰多，身重困倦，舌苔白腻，脉沉滑或沉涩者，为痰阻心脉；若剧痛暴作，得温痛缓，四肢厥冷，舌淡苔白，脉沉迟或沉紧者，为寒凝心脉；若心胸胀痛，胸胁胀闷与情志有关，舌淡红，苔薄白，脉弦者，为气滞心脉之证。

十、病例分析题

1. 主诉：眩晕、头痛 5 年，加重月余。八纲——里证，热证，虚实错杂证，阳证。

证候分析：因工作紧张而肝气郁结，肝阳亢逆，气血上冲而引起头痛、眩晕。气血上逆，血脉充盈，则面红目赤，头胀而痛；肝气亢奋，心神不宁，故见急躁易怒，失眠多噩梦；阳热伤津，则口苦咽干；肝肾阴亏于下，腰膝失养，则腰膝酸软；上盛下虚，则耳鸣，头重脚轻，步履不稳。舌红少苔，脉弦细数有力，是阴虚阳亢之征。

证名：肝阳上亢证。

2. 主诉：发热、咳嗽 3 天，加剧 1 天。

八纲：里证，热证，实证，阳证。

证候分析：因外感风寒，肺卫失宣而现恶风寒、发热、无汗身痛、咳痰清稀等风寒犯肺证的表现。现寒从热化，邪热炽盛，故见高热；热邪迫肺，炼津为痰，肺失宣降，则咳喘胸闷，气粗，痰多色淡黄而黏，不易咯出；热扰心神，则烦躁不安；热盛伤津，则口渴思饮，小便短黄，大便干结；舌红苔黄腻，脉滑数，为痰热壅肺之证。

证名：痰热壅肺证。

3. 主诉：月经推迟、量少半年。

证候分析：素体虚弱，脾虚失运，而见纳呆食少，腹胀便溏，身倦乏力。脾虚生化之源不足，肝失血养，冲任二脉失充，故月经推迟，量少色淡；血虚不能上养头目，则头晕眼花，视力减退，面色淡白；肝失血养，神不安宁，则失眠多梦；血虚，肝经筋脉失养而挛急，则肢体麻木，屈伸不利。舌淡，脉细，为血虚之征。

证名：肝血虚证。

4. 主诉：腹泻 3 天。

八纲：里证，实证，寒证，阴证。

证候分析：起病暴急，因过食生冷致病。寒湿内阻脾胃，脾失健运，清浊不分，水湿下走大肠，故泄泻清稀如水，而小便短少；寒湿内困，胃失和降，则口淡不渴，口腻纳呆，泛恶欲吐；湿困脾气郁滞，则脘腹胀满，面色暗黄不泽，身重困倦；苔白腻，脉迟缓，为寒湿困脾之征。

证名：寒湿困脾证。

5. 主诉：咳嗽反复发作 10 年，加剧 10 天。

八纲：里证，实证，热证，阳证。

证候分析：素有咳嗽病史，此次因情志不遂，肝气郁滞，气郁化火，肝火犯肺而再度诱发。木火刑金，肺失肃降，肺气上逆，则咳嗽连声不断；热邪煎熬津液为痰，则痰黄而黏，不易咯出；热伤肺络，则痰中带血；肝火上逆，则咳时面红目赤，胸胁疼痛，口干苦，头晕头胀；热盛伤津，则小便短黄，大便干燥；舌红苔薄黄，脉数，为火热之征。

证名：肝火犯肺证。

6. 主诉：胃脘疼痛半年，复发半个月。

八纲：里证，虚证，热证，阳证。

证候分析：平素喜吃辛辣刺激食物，积热伤阴，而致胃阴亏损。胃阴不足，虚热内生，热郁于胃，胃气失和，故胃脘隐痛、有灼热感；胃气滞塞，则脘痞不舒，嗳气时作；虚热在胃，腐熟增强，则有饥饿感；但胃失滋润，胃纳失权，故不欲食；胃阴虚，身体失于滋养濡润，则形体消瘦，口燥咽干，小便短少，大便干结；舌红少苔，脉细数，为胃阴不足之征。

证名：胃阴虚证。

7. 主诉：胁痛反复发作 3 年，加剧 2 天。

八纲：里证，实证，热证，阳证。

证候分析：患者素有右胁疼痛病史，病位属肝。此次因饮酒而发，湿热蕴阻，肝胆疏泄失职，气机不畅，则见右胁下灼痛，持续不解，痛剧难忍；湿热蕴肝，肝气横逆，克伐脾胃，纳运失职，则厌食腹胀，泛恶欲呕；湿热下注，则小便短赤，便溏不爽；湿热郁于少阳，正邪相争，则寒热往来；胆气上逆，则口苦；舌红，苔黄腻，脉滑数，为湿热内蕴之征。

证名：肝胆湿热证。

8. 主诉：水肿反复发作 2 年，加重半个月。

八纲：里证，虚实错杂证，寒证，阴证。

证候分析：患者两年前因风寒犯肺，风水相搏，从头面开始引起全身性水肿，病情迁延，伤及脾肾。脾肾阳虚，气化不行，水湿泛溢，则腰以下肿明显，按之凹陷，小便不利；阳虚失于温煦，则面色淡白，四肢不温，畏寒，神疲；腰为肾之府，肾阳虚失于温养，则腰膝酸冷；脾阳虚，失于运化，则久不欲食，食后腹胀；舌淡胖，苔白滑，脉弱，为脾肾阳虚之征。

证名：脾肾阳虚证。

9. 主诉：咳嗽气喘 5 年余，伴心悸月余。

证候分析：以咳喘、心悸为主症，故病位在肺与心；全身有神疲乏力、自汗、舌淡、脉弱等表现，乃气虚之证；肺气亏虚，主气、司呼吸功能减退，宣降失调，则咳嗽气喘，吐痰清稀；心气亏虚，运行无力，心、面、舌失养，则心悸、面白、舌淡；气虚运血无力而血行不畅，则舌质淡紫。

证名：心肺气虚证。

10. 主诉：反复咳嗽、痰中带血 3 年。

八纲：里证，虚证（阴证），热证（阴证）。

证候分析：形体消瘦，颧红盗汗，口燥咽干，舌红无苔，脉细数，为一派阴虚内热的表现；以咳嗽带血、胸痛为主症，为肺失肃降；又有腰酸、耳鸣，为肾失滋养，是病久由肺及肾的表现。

证名：肺肾阴虚证。

11. 初起为太阳伤寒证，现为阳明经证。邪入阳明，化热化燥，故身大热；邪热迫津，故大汗出；热盛伤津，故口渴引饮；热扰心神，故神昏谵语；舌红苔黄，脉洪数，为阳明热盛之象。

12. 诊断属卫分证。感受外邪，邪犯肌表，故发热微恶寒；邪气犯肺，肺失宣降，气逆于上，则咳嗽；热灼津液，故咯痰色黄；热灼咽喉，气血壅滞，则咽喉痒痛；热邪伤津，故口干喜饮；舌尖红，苔黄白而干，脉浮数，为温热之邪初犯肺卫之征。

13. 诊断属气血两燔证。邪热壅肺，肺失肃降则见咳嗽、咯痰，热结肠腑，腑气不通，故便秘，此为热在气分。热伤血络，血行缓滞，故见斑疹紫暗；血热扰神，故烦躁不安，甚则昏迷，为热入营血。舌绛，苔黄，脉滑数，为气血两燔之征象。

14. 病情分析：患者以心悸、胸闷为主症，可知病位在心；既往身体欠佳，近1年来神疲乏力，气短，自汗，脉虚无力，是气虚的表现。

辨证：心气虚证。

15. 病情分析：患者胸痛，牵引肩臂，心悸，其病位在心；从面色紫暗、舌有瘀斑、脉细涩、痛如针刺等症，可知因瘀血内阻所致心痛。

辨证：心脉痹阻证。

第八章 中医诊断思维与应用

习 题

一、A 型题

1. 某些非特异性资料有机地组合在一起，可以成为（ ）

A. 必要性资料　B. 偶见性资料　C. 否定性资料
D. 一般性资料　E. 特征性资料

2. 患者恶寒发热，头身疼痛，无汗，脉浮紧，与太阳伤寒证相符，此诊断思维方法是（ ）

A. 归纳法　B. 类比法　C. 演绎法
D. 反证法　E. 预测法

3. 病、证的主症一般属于（ ）

A. 必要性资料　B.一般性资料　C. 特征性资料
D. 偶见性资料　E. 否定性资料

4. 属于“痰热闭神”否定性资料的是（ ）

A. 昏迷不知人　B. 语言不清楚　C. 喉间有痰声
D. 无发热面赤　E. 苔黄腻脉滑

5. 盗汗是阴虚证的（ ）

A. 必要性资料　B. 特征性资料　C. 一般性资料
D. 偶见性资料　E. 否定性资料

6. 病人见大热，大汗，大烦渴，脉洪大，属于（ ）

A.一般性资料　B. 偶见性资料　C. 否定性资料
D. 必要性资料　E. 特征性资料

7. 育龄期妇女停经，却“身有病而无邪脉”，病情资料的属性是（ ）

A.一般性资料　B. 特异性资料　C. 否定性资料
D. 必要性资料　E. 偶见性资料

8. 判断难以精确表达的模糊信息的中医诊断思维方法，属（ ）

A. 类比法　B. 模糊判断法　C. 演绎法
D. 反证法　E. 其他思维方法

9. 临床见头晕、眼花、头摇、肢体颤抖等症，常认为是“动风”，此为（　　）
A. 类比法　B. 反证法　C. 演绎法
D. 预测法　E. 经验再现法
10. 当病情资料很多或者比较复杂时，最宜采用（　　）
A. 比较法　B. 类比法　C. 分类法
D. 归纳法　E. 演绎法
11. 病情不相一致的表现是（　　）
A. 心阳虚见细数脉　B. 阳虚见小便清长、自汗
C. 阴亏见舌质裂纹　D. 里实热见腹痛拒按、便秘
E. 风痰阻络见舌短缩
12. 类似证候难以鉴别时，可采用的辨证思维方法是（　　）
A. 归纳法　B. 类比法　C. 反证法
D. 试探法　E. 演绎法
13. 患者“动风”时并无高热、汗出的症状，不宜诊断为（　　）
A. 肝阳化风　B. 血虚动风　C. 阴虚动风
D. 热极生风　E. 慢脾惊风
14. 临床常见的、规范的病位证素与病性证素分别为（　　）
A. 10 项，20 项　B. 20 项，33 项　C. 33 项，60 项
D. 45 项，60 项　E. 60 项，90 项
15. “心阳虚脱证”没有包含的要素是（　　）
A. 病因　B. 病性　C. 病候
D. 病位　E. 病势
16. 表述不正确的是（　　）
A. 每一病性概念都应有特定的证候表现
B. 辨证主要是辨别病位与病性
C. 任何规范的证名都必有病位
D. 病性是指证候变化的本质属性
E. 病性的概念有笼统与具体之分
17. 一个规范的证名通常不包括（　　）
A. 病因　B. 病性　C. 病候
D. 病位　E. 病势
18. 证名必须具备的要素是（　　）
A. 病位　B. 病因病性　C. 病势
D. 病情　E. 病本
19. 身体困重，恶心，苔腻，脉滑，主要反映（　　）
A. 病名　B. 病性　C. 病位
D. 病理连词　E. 病势

20. 头晕眼花，面色淡白，舌淡，脉沉细，其辨证应倾向于（　　）
A. 痰湿内阻　B. 心肝血虚　C. 肝阳上亢
D. 肾精亏虚　E. 肝火上炎

21. 对病、证、症关系的描述有错误的是（　　）
A. 病的全过程可出现不同的证
B. 症是辨病与辨证的主要依据
C. 同一证可见于不同的病中
D. “证”可见于“病”的全过程
E. “证”反映“病”的阶段特点

22. 针对“证”进行治疗的是（　　）
A. 止咳平喘　B. 固精止遗　C. 消积化痞
D. 补气养血　E. 接骨续筋

23. 微发热，不欲食，乏力，苔薄白，脉弦缓，此类病情资料的属性是（　　）
A.一般性资料　B. 否定性资料　C. 特征性资料
D. 偶见性资料　E. 必要性资料

24. 辨内伤杂病一般选用的辨证方法是（　　）
A. 表里辨证　B. 八纲辨证　C. 脏腑辨证
D. 经络辨证　E. 三焦辨证

25. “疾病”没有包括的内容是（　　）
A. 在一定病因作用下　B. 机体邪正相争　C. 阴阳失调
D. 表现若干特定症状　E. 某一阶段的本质

26. 属于疾病名称的是（　　）
A. 心肾不交　B. 肠痈　C. 血热
D. 血瘀　E. 表寒

27. “五辨”不包含的项目是（　　）
A. 辨症　B. 辨证　C. 辨病
D. 辨人　E. 辨因

28. 描述不正确的是（　　）
A. 中医病名比较精炼
B. 应当挖掘古代病名
C. 同一病可有多个病名诊断
D. 许多中医病名是科学的
E. 数病同存的多个诊断是允许的

29. 以下不属于辨证诊断要求的是（　　）
A. 内容要准确全面　B. 证名要精炼规范　C. 证名变则病名变
D. 不受证型的拘泥　E. 证候变则证名变

30. 辨病认识有错误的是（　　）

A. 判断病种　B. 确定病名　C. 把握全程规律
D. 认识特殊病因　E. 辨别证型

二、B 型题

A. 恶寒发热　B. 头身疼痛　C. 无汗
D. 间有咳嗽　E. 脉浮紧

1. 风寒表证的必要性资料是（　　）
2. 风寒表证的特征性资料是（　　）
3. 风寒表证的一般性资料是（　　）
4. 风寒表证的偶见性资料是（　　）

A. 类比法　B. 归纳法　C. 演绎法
D. 反证法　E. 模糊判断法

5. 当病情不复杂而表现又很典型时，常使用的辨证思维方法是（　　）
6. 当病情表现复杂，或者病情资料很多时，最适用的辨证思维方法是（　　）
7. 对病情进行由浅入深、由粗到精的层层深入分析的辨证思维方法是（　　）
8. 对多种欠精确、非特征性的症状做综合分析以明确诊断的思维方法是（　　）

A. 脏腑辨证　B. 六经辨证　C. 三焦辨证
D. 经络辨证　E. 卫气营血辨证

9. 温热病邪侵袭肌表，卫气功能失常，常用的辨证方法是（　　）
10. 外感时病中，寒邪侵袭所致病证，常用的辨证方法是（　　）

三、X 型题

1. 可见病情资料不一致的是（　　）
   A. 大实有羸状　B. 热深厥亦深　C. 虚阳浮越
   D. 至虚有盛候　E. 形盛脉实
2. 诊断阳明经证的四个特征性资料，是指（　　）
   A. 面色赤　B. 身大热　C. 大汗出
   D. 大烦渴　E. 脉洪大
3. 以泄泻为主症时，诊断该病还需了解的内容有（　　）
   A. 有无腹痛　B. 有无呕吐　C. 便质如何
   D. 全身其他症　E. 做相关检查
4. 中医对证名诊断的要求是（　　）
   A. 内容要准确全面　B. 用词精炼规范　C. 使用中医术语
   D. 必为教材所列　E. 包含病因、病性、病位等内容
5. 正确描述病、证、症的是（　　）

A 病反映疾病全过程特点　　B. 病的全过程有不同的证
C. 症是对疾病本质的认识　　D. 症是辨病与辨证的依据
E. 证与症无本质区别

6. 下列论述正确的是（　　）
A. 病有中西　　B. 病有因果　　C. 病有善恶
D. 病有新久　　E. 病有新旧

四、是非题

1. “特征性资料”指只要出现该症，即可诊为该病证；若无此症，则排除该病证。（　　）

2. 中医的病名诊断可以用西医病名代替。（　　）

五、填空题

1. 辨证基本的思维方法有________、________、________、________、______、______、________等。
2. 脉症不符、症舌相反等情况，反映了疾病的________，体现了疾病的________。
3. 四诊资料的属性可划分为________、________、________、________、________。
4. 咳嗽、气喘是诊断病位在肺的________。
5. 但欲漱水不欲咽是诊断血瘀证的________。
6. 辨症包括辨________、________、________、________四个方面。
7. 辨证的基本要求，在于明确疾病当前证候的________与________等。
8. 辨证诊断的具体要求有________，________，________，________。
9. 辨证的六个方面包括________、________、________、________、________、________。
10. 中医的病名诊断不能由________或________所代替。
11. 疾病诊断的重要意义，一是________，二是________。
12. “五辨”包括________、________、________、________、________。

六、简答题

1. 四诊资料的属性可划分为几种？
2. 何谓必要性资料？
3. 何谓一般性资料？一般性资料有何意义？
4. 中医诊断的基本思维方法有哪些？
5. 类比法有何特点？
6. 何谓演绎法？
7. 临床除常用的诊断思维方法外，还有哪些特殊思维方法？
8. 何谓反证法？其诊断意义如何？
9. 证名规范精炼的含义是什么？

10. 为什么说证候变，证名也随之而变？
11. 简述辨证的六方面内容。
12. 证素的基本特征是什么？

七、判断说明题

1. 诊法与辨证二者之间有严格界限与次序，即先诊察，后辨证。（　　）理由：
2. 由于教材内容的公认性，故临床上的证名不应超出教材范围。（　　）理由：

八、论述题

1. 影响病情资料准确性和客观性的因素有哪些？
2. 简述诸种辨证方法的特点及相互关系。
3. 为什么不能用西医病名代替中医病名？
4. 试述证名诊断的具体要求？
5. 试述疾病诊断的一般途径。
6. 试举例说明疾病诊断的意义。
7. 常见的、规范的病位证素包括哪些？如何辨别？

九、病例分析题

1. 患者，男，3岁，出生后母亲乏乳，喂养不当，现食欲不振，面黄肌瘦，腹部胀大，大便时干时稀，毛发稀疏、干枯，腹胀如鼓，青筋暴露，舌淡，苔白厚，脉沉细无力。请做病名、证名诊断、辨证分析。

2. 患者，女，32岁，近两天出现发热，腹痛腹泻，每日大便10余次，大便中有黏冻脓血，伴里急后重，腹胀，口干而饮水不多，腹部柔软，左下腹压痛，舌质红，苔黄腻，脉濡数。请做病名、证名诊断、辨证分析。

3. 患者，男，25岁，两年前因失恋而精神受到严重刺激，此后出现失眠，日渐加重，并有多梦，心悸不宁，神志不安，头晕目眩，咳吐少量黄痰，舌红，苔黄腻，脉滑数。请做病名、证名诊断、辨证分析。

参考答案

一、A型题

1.E　2.B　3.A　4.D　5.B　6.E　7.C　8.B　9.A　10.D　11.A　12.C　13.D　14.B　15.C　16.C　17.C　18.B　19.B　20.B　21.D　22.D　23.A　24.C　25.E　26.B　27.E　28.C　29.C　30.E

二、B 型题

1.A 2.E 3.B 4.D 5.A 6.B 7.C 8.E 9.E 10.B

三、X 型题

1.ABCD 2.BCDE 3.ABCDE 4.ABCE 5.ABD 6.ABCD

四、是非题

1.×（因为该种病或证不一定都见到这种症状，还可根据其他症状进行诊断）

2.×（由于中西医学的理论体系、文化背景等都有很大的不同，因而不能用西医病名代替中医病名）

五、填空题

1. 类比法，归纳法，演绎法，反证法，比较法，分类法，模糊判断法
2. 特殊规律，复杂性
3. 必要性资料，特征性资料，偶见性资料，一般性资料，否定性资料
4. 必要性资料
5. 特征性资料
6. 症的有无，症的轻重，症的真假，症的偏全
7. 病位，病性
8. 内容要准确全面，证名要精炼规范，证候变则名亦变，不受证型的拘泥
9. 证的有无，证的轻重，证的缓急，证的兼杂，证的演变，证的真假
10. 证名，西医病名
11. 把握病变规律，针对疾病治疗
12. 辨症，辨证，辨病，辨人，辨机

六、简答题

1. 四诊资料的属性一般可划分为必要性资料、特征性资料、偶见性资料、一般性资料和否定性资料。

2. 必要性资料指对某些疾病或证的诊断是不可或缺的，一旦缺失就不能诊断为该病或该证，如咳嗽、气喘是诊断病位在肺的必要性资料。

3. 一般性资料指某症状对任何病或证的诊断既非必备性又非特异性，只具有一般诊断意义。但一般性资料与其他资料组合在一起，仍具综合定性等诊断意义。

4. 中医诊断的基本思维方法包括比较、类比、分类、归纳、演绎、反证、模糊判断法。

5. 类比法是将患者的临床表现和某一常见的证进行比较，如两者主要特征相吻合，诊断便可成立的思维方法，具有迅速、简捷的特点。

6. 演绎法是运用从一般到个别、从抽象到具体的思维，指对病情进行层层深入的辨证分析、推理的思维方法。

7. 还有经验再现法、线索追溯法、病因穷举法等。

8. 寻找不属于某证的依据，通过否定其他诊断而达到确定某一诊断的思维方法。对于类似病、证，难以从正面进行鉴别时，可从反面寻找不属于某病、某证的依据，起到从反面论证某诊断的作用。

9. 习惯上证名由 2 ～ 4 个字组成，证名用词应当具有高度概括性，用词非常精炼。证名所用的词不能生造，既是规范的中医术语，又能反映证候本质。

10. 由于病种不同、个体差异、病程变化、治疗影响等因素，使得疾病所表现的证候在不断变化，证候变化可提示病变本质已有差异。辨证是一个动态的过程，不能把证名诊断固定在一个时间或空间，而应进行动态辨识。

11. 证的有无，证的轻重，证的缓急，证的兼杂，证的演变，证的真假。

12. 证素为具体诊断单元；证素根据中医学理论确定；证素有相应的治法方药。

七、判断说明题

1. (×) 理由：诊法与辨证并未严格分开，往往是边诊边辨，边辨边诊。

2. (×) 理由：由于疾病表现的多样性，证候也在不断变化，教材所列证名不能满足临床需要，所以临床上的证名可以超出教材范围。

八、论述题

1. 有主观因素和客观因素两方面。主观因素来源于医患双方，如医生在诊查时的主观性和片面性，病人是否如实地、准确地反映了病情；客观因素多指疾病本身，如病情隐藏于内而难以凭感官发现，病情出现假象等。

2. 八纲辨证是辨证的基本纲领，脏腑、经络辨证是从“空间”位置上辨别病变所在脏腑、经络，主要适用于“内伤杂病”。六经、卫气营血、三焦辨证则主要是从“时间（层次）”上区分病情的不同阶段、层次，主要适用于“外感时病”。辨病性是辨证的基础与关键，是八纲中寒热虚实辨证的具体深化，即以辨别病变现阶段的具体病性为主要目的，自然也不能脱离脏腑、经络等病位。

3. 中医病名是中医学在长期临床实践中产生和发展起来的重要概念。由于中西医学的理论体系、文化背景等有很大的不同，对疾病本质认识的角度不同，病名也可不同，因而不能用西医病名代替中医病名。

4. ①内容要准确全面：包括病位、病性及病机等内容。②证名要规范精炼：证名用词非常精炼，既是规范的中医术语，又能反映证候本质。③证候变证名亦变：病情变化，可提示病变本质已有差异，故证名诊断也应随之而变。④不受证型拘泥：书本所列各证，都是常用的、公认的、规范典型的证，而证候复杂，故不受证型局限，而应根据实际证候，实事求是概括出正确的证名。

5. 疾病诊断的一般途径，一般是根据发病特点、病因或病史、主症或特征性症状、特发人群、流行情况等进行分析思考，对疾病进行分类，并层层分辨，直至认识其具体病种，做出病名诊断。

6. 通过疾病诊断，能把握病变规律。根据疾病发展的一般规律，把握该病全局，有利于对该病的本质认识和辨证论治，掌握诊疗的主动权，如咳嗽的病机本质是“肺失宣降”，哮病的病机本质是“宿痰伏肺”。明确疾病诊断，可针对病进行治疗：治病专法、专方、专药等，如咳嗽之风寒犯肺证以止嗽散为主方，寒哮则以射干麻黄汤为主方。

7. 常见的、规范的病位证素有 20 项，分别为心神、心、肺、脾、肝、肾、胃、胆、小肠、大肠、膀胱、胞宫、精室、胸膈、少腹、表、半表半里、经络、肌肤、筋骨。每一病位证素各有特定的证候，如心悸、心痛等为心证素的主症，认识和掌握其特征，有利于辨别病位证素。

九、病例分析题

1. 病名：疳积。

证名：脾气虚证。

辨证分析：饮食失节，损伤脾胃，纳运失常，故食欲不振，腹胀，大便失调；病久则脾胃虚弱，精血不足，脏腑、毛发失养，故面黄肌瘦，毛发稀疏、干枯；脾虚食滞，水湿不运，则腹胀如鼓，青筋暴露；舌淡，苔白厚，脉沉细无力，均为脾虚食滞水停之象。

2. 病名：痢疾。

证名：大肠湿热证。

辨证分析：湿热之邪犯及肠道，壅阻气机，则腹痛、腹胀；热迫肠道，清浊不分，水湿下注，则腹泻。热邪熏灼肠道，肠络受损，则下痢黏冻脓血；肠道气机阻滞，则里急后重。热势蒸达于外，则发热；热邪伤津，泻下耗液，故口干，但有湿邪内蕴而饮水不多；舌红，苔黄腻，脉濡数，均为湿热内蕴之象。

3. 病名：不寐。

证名：胆郁痰扰证。

辨证分析：情志失衡，痰热互结，胆气不宁，内扰心神，则心悸不宁，失眠多梦，神志不安。痰热上扰清窍，则头晕目眩。吐黄痰，舌红，苔黄腻，脉滑数，均为痰热内蕴之象。

第九章 中医医案与病历书写

习 题

一、A 型题

1. 下述不属于个人史的是（　　）
   A. 职业与工作条件　B. 出生地及长期居留地　C. 过去健康情况
   D. 生活习惯　E. 烟酒嗜好
2. 父母及子女的健康状况应属于（　　）
   A. 既往史　B. 现病史　C. 个人史
   D. 婚育史　E. 家族史
3. 住院病历婚育史没有包含的内容是（　　）
   A. 怀孕情况　B. 产育情况　C. 月经情况
   D. 配偶情况　E. 子女健康状况
4. 书写住院病历应当使用（　　）
   A. 红色墨水　B. 蓝黑墨水　C. 绘图铅笔
   D. 蓝色油水圆珠笔　E. 黑色油水圆珠笔
5. 住院病历的“首次病程记录”完成时间是患者入院后（　　）
   A. 24 小时完成　B. 出院前完成　C. 8 小时内
   D. 12 小时完成　E. 48 小时内
6. 现病史不包括（　　）
   A. 起病情况　B. 伴随症状　C. 现在症状
   D. 既往状况　E. 发病以来诊治经过
7. 体格检查的内容，不包括（　　）
   A. 一般情况　B. 血、尿、便检查结果　C. 全身浅表淋巴结情况
   D. 胸腹部情况　E. 神经系统情况
8. 门诊病历医嘱不包括（　　）
   A. 服药禁忌　B. 起居调摄　C. 饮食宜忌
   D. 调护方法　E. 疾病证明

二、B 型题

A. 随时记录，及时完成　B. 每日记录 2 次　C. 隔日记录 1 次
D. 至少 3 天记录 1 次　E. 3 天内每日记录 1 次

1. 某癌症晚期的病危病人，“病程记录”应（　　）
2. 某鼓胀病患者已住院 3 天，“病程记录”应（　　）

A. 入院 12 小时内　B. 入院 24 小时内　C. 患者就诊当时
D. 入院 8 小时内　E. 出院前 24 小时

3. 门诊病历的完成时间是（　　）
4. 首次病程的完成时间是（　　）

三、X 型题

1. 中医病历书写的要求有（　　）
A. 使用蓝黑墨水或碳素墨水　B. 规范使用医学术语
C. 询问病情要用中医术语　D. 病证名称标准规范
E. 客观、真实、准确、及时
2. 中医病历“诊断”的内容有（　　）
A. 中医病名诊断　B. 中医证名诊断　C. 体检项目
D. 西医病名　E. 疾病证明

四、是非题

病历是处理医疗事故和纠纷的法律依据。（　　）

五、填空题

1. 医案是中医临床医师实施________过程的文字记录，是________、________、考评乃至研究具体诊疗活动的档案资料。

2. 病历不仅是________过程的真实记录，也是医师________和________的重要依据，同时也是解决医疗纠纷的________。

3. 中医医案书写则要求使用________语言。

4. 中医医案的内容是诊疗的________、________、________、________综合运用的整体表述。

六、简答题

1. 病历的重要意义是什么？
2. 何谓“主诉”？在记录主诉时应注意什么？
3. 入院记录包括的内容，一般有哪些？

4. 入院记录的个人史包括哪些内容？
5. 月经史的书写格式如何？

七、判断说明题

病历书写时可以使用“斤”“两”等计量单位。(　　) 理由：

八、论述题

1. 现病史中应当重点写明的内容有哪些？
2. 准确地提炼主诉和书写主诉有何意义？

参考答案

一、A 型题

1.C　2.E　3.E　4.B　5.C　6.D　7.B　8.E

二、B 型题

1.A　2.D　3.C　4.D

三、X 型题

1.ABDE　2.ABD

四、是非题

√（病历的意义之一是解决医疗纠纷的法律文书）

五、填空题

1. 辨证论治，保存，查核
2. 临床诊疗，临床经验总结，临床研究，法律文书
3. 中医术语
4. 理，法，方，药

六、简答题

1. 病历不仅是临床诊疗过程的真实记录，也是医生临床经验总结和临床研究的重要依据，同时也是解决医疗纠纷的法律文书。

2. 主诉指促使患者就诊的最主要最痛苦的症状、体征及其性质与持续时间，是疾病主要矛盾的体现，也是认识和分析疾病的重要依据。记录主诉只能写症状或体征，而不能用病名、证名替代；对于两个症状以上的复合主诉，应按其症状发生时间的先后顺序

排列。

3. 一般情况，主诉，现病史，既往史，个人史，婚育史，经产史，月经史，家族史，中医望诊、闻诊、切诊，体格检查，专科情况，辅助检查，辨病辨证依据，西医诊断依据，初步诊断，中医诊断，西医诊断和医师签名。

4. 记录出生地及长期居留地，生活习惯及有无烟、酒、药物等嗜好，职业与工作条件，有无工业毒物、粉尘、放射性物质接触史，有无冶游史。

5. 月经史的书写格式如下。

$$\text{初潮年龄}\frac{\text{每次行经天数}}{\text{经期间隔天数}}\text{末次月经时间（或闭经年龄）}$$

七、判断说明题

（×）理由：病历书写应规范使用医学术语，中医术语的使用依照相关标准、规范执行。计量单位使用公制，如克（g）、千克（kg）等，不得使用“斤”“两”等计量单位。

八、论述题

1. ①发病情况的记录：记录发病的时间、地点、起病缓急、症状表现、可能的原因或诱因。②病情演变的记录：按主要症状发生、发展、变化的时间顺序，详实记录主要症状特点及其发展变化情况，以及促进其症状发生变化的因素、伴随症状，发病以来的诊治经过与结果，发病以来的一般情况等。③现在症状的记录：患者此次就诊时的症状和体征。

2. 明确主诉，可使医生了解病情的轻重缓急、病程的长短，确定询问或检查的主次和顺序；大致判断出疾病的病位、病性、类别；此外，还是划分现病史和既往史的主要依据。

模拟试卷

试卷一

一、A 型题（每小题 1 分，共 30 分）

1. 下列哪项属于自觉症状（　　）
A. 脉浮　B. 神昏　C. 胸闷
D. 呕吐　E. 浮肿

2. 病人的病情表现不宜称作（　　）
A. 病机　B. 病候　C. 病形
D. 病状　E. 症状

3. 下列哪项属于体征（　　）
A. 心烦失眠　B. 喉中哮鸣　C. 腹部胀闷
D. 头晕而重　E. 神疲乏力

4. 下列哪项最能说明中医诊断的基本原理（　　）
A. 四诊合参　B. 病证结合　C. 脏腑经络
D. 司外揣内　E. 治病求本

5. 下述哪项属典型的见微知著诊断原理（　　）
A. 舌诊分候　B. 问现在症　C. 全身望诊
D. 辨证论治　E. 脉症合参

6. 下列哪项为邪盛扰神的失神表现（　　）
A. 疲乏欲睡　B. 神昏谵语　C. 面色无华
D. 肌肉瘦削　E. 时有郑声

7. 狂妄躁动，呼笑怒骂，打人毁物，不避亲疏，属于（　　）
A. 癫病　B. 痫病　C. 呆病
D. 狂病　E. 脏躁

8. 满面通红，目赤，多属（　　）
A. 阴虚　B. 湿热　C. 阳浮
D. 亡阴　E. 实热

9. 面色黄而枯槁无光，两目不黄，唇舌色淡，属于（　　）

A. 阳黄　　B. 阴黄　　C. 萎黄
D. 肾虚　　E. 湿热

10. 望色十法中“清”多主（　　）
A. 阳证　　B. 表证　　C. 新病
D. 轻病　　E. 实证

11. 辨证论治的创始人是（　　）
A. 李时珍　　B. 张景岳　　C. 张仲景
D. 华佗　　E. 淳于意

12. 下述哪项为个人史的内容（　　）
A. 生活习惯　　B. 素体状况　　C. 患病情况
D. 诊治经过　　E. 预防接种

13. 自言自语，喃喃不休，见人语止，首尾不续，属于（　　）
A. 郑声　　B. 独语　　C. 谵语
D. 狂言　　E. 错语

14. 下列何症对诊断“胃反”最有价值（　　）
A. 脘腹疼痛　　B. 朝食暮吐，暮食朝吐　　C. 食欲减退
D. 舌苔白厚　　E. 脉滑有力

15.《灵枢·五色》认为鼻翼旁候（　　）
A. 心肺　　B. 脾　　C. 胃
D. 小肠　　E. 膀胱

16. 以下哪种舌象可见于正常人（　　）
A. 舌苔薄白　　B. 舌光滑无苔　　C. 舌有芒刺
D. 舌胖娇嫩　　E. 舌边有齿痕

17. 根据目部分属五脏的理论，瞳仁属（　　）
A. 心　　B. 肺　　C. 脾
D. 肝　　E. 肾

18. 鸡胸多见于（　　）
A. 痿病　　B. 狂病　　C. 小儿佝偻病
D. 中风　　E. 郁病

19. 下述哪项不属望皮肤的内容（　　）
A. 斑疹　　B. 湿疹　　C. 水痘
D. 黄疸　　E. 鼓胀

20. 舌尖部主要候哪个脏腑的病证（　　）
A. 脾胃　　B. 心肺　　C. 肝胆
D. 中焦　　E. 下焦

21. 下述哪项不属舌的动态异常（　　）
A. 歪斜　　B. 吐弄　　C. 短缩

D. 点刺　　E. 强硬

22. 下述哪项属于危重舌象（　　）

A. 绛舌　　B. 干荔舌　　C. 淡白舌
D. 歪舌　　E. 紫暗舌

23. 下列哪种汗不属特殊汗出（　　）

A. 自汗　　B. 战汗　　C. 微汗
D. 盗汗　　E. 绝汗

24. 脉象浮大中空，如按葱管者为（　　）

A. 伏脉　　B. 结脉　　C. 芤脉
D. 缓脉　　E. 浮脉

25. 下述哪项不是按诊应注意考察的情况（　　）

A. 局部的色泽　　B. 是否有肿块　　C. 局部的冷热
D. 皮肤的润燥　　E. 是否有压痛

26. 对寸口诊脉法的下述认识，哪项不对（　　）

A. 始见于《内经》　　B. 由张仲景首创　　C. 详于《难经》
D. 推广于王叔和　　E. 后世习惯运用

27. 诊察大便时，下列哪项一般不会用到（　　）

A. 嗅其气味　　B. 问其感觉　　C. 触其质地
D. 望其颜色　　E. 察其形质

28. 诊断的内容不包括哪项（　　）

A. 检查病人　　B. 询问病情　　C. 分析病机
D. 病证诊断　　E. 选择治法

29. 患者，男，30 岁，两日来恶寒发热，无汗，头身疼痛，口渴引饮，心烦失眠，尿黄，苔薄黄，脉浮紧。其病机为（　　）

A. 表里俱热　　B. 表寒里热　　C. 真寒假热
D. 真热假寒　　E. 表热里寒

30. 患者面色淡白，神疲乏力，少气懒言，胸胁刺痛，痛处固定不移，舌淡紫有瘀斑，脉细涩无力。其病机为（　　）

A. 肝郁气滞　　B. 气滞血瘀　　C. 气阴两虚
D. 气虚血瘀　　E. 气不摄血

二、B 型题（每小题 1 分，共 10 分）

A. 绞痛　　B. 掣痛　　C. 灼痛
D. 重痛　　E. 冷痛

1. 疮疡红肿而作痛多为（　　）
2. 结石阻滞尿路作痛多为（　　）

A. 阴虚证　　B. 阳虚证　　C. 津亏证
D. 血虚证　　E. 亡阳证
3. 绝汗多见于（　　）
4. 盗汗多见于（　　）

A. 膀胱湿热　　B. 面色苍白　　C. 胃肠病变
D. 外感内伤　　E. 混合痔
5. 哪项为病名（　　）
6. 哪项为证名（　　）
7. 哪项为症名（　　）

A. 中极　　B. 天枢　　C. 神阙
D. 气海　　E. 关元
8. 按腧穴诊断小肠病的常用腧穴是（　　）
9. 按腧穴诊断大肠病的常用腧穴是（　　）
10. 按腧穴诊断膀胱病的常用腧穴是（　　）

三、X 型题（多选题，每小题 1 分，共 10 分）

1. 下列哪些多属肾气不固所致（　　）
A. 小便失禁　　B. 余沥不尽　　C. 睡后遗尿
D. 小便涩痛　　E. 尿频尿急
2. 以下哪些是面黄所主的病证（　　）
A. 脾虚　　B. 寒证　　C. 肾虚
D. 湿证　　E. 痰饮
3. 绛舌的主病有哪些（　　）
A. 阴虚证　　B. 热盛证　　C. 营分证
D. 气虚证　　E. 气滞证
4. 里热证可见到哪些舌苔（　　）
A. 灰苔　　B. 黄腻苔　　C. 黄苔
D. 黑苔　　E. 黄燥苔
5. 脉位较沉的脉有哪些（　　）
A. 伏脉　　B. 牢脉　　C. 濡脉
D. 弱脉　　E. 散脉
6. 下列哪些脉象属于浮脉类（　　）
A. 滑脉　　B. 散脉　　C. 牢脉
D. 濡脉　　E. 芤脉
7. 强硬舌的成因有哪些（　　）

A. 肝血亏虚　　B. 热入心包　　C. 风痰阻络
D. 热盛伤津　　E. 心脉瘀阻

8. 肝血虚证的特征表现有哪些（　　）
A. 眩晕耳鸣　　B. 肢体麻木　　C. 胁肋灼痛
D. 月经量少或闭经　　E. 急躁易怒

9. 风淫证的特征表现有哪些（　　）
A. 恶寒重发热轻　　B. 突发面部浮肿　　C. 恶风微发热
D. 胸闷气短　　E. 口眼㖞斜

10. 属于阴水特征的是（　　）
A. 按之凹陷不易恢复　　B. 眼睑头面先肿　　C. 浮肿腰以下为甚
D. 畏寒肢冷　　E. 脉沉迟无力

四、判断题（判断对错，每小题1分，共5分）

1. 临床时不可先辨病后辨证。（　　）
2. 病名诊断与证名诊断是不同的概念。（　　）
3. 切诊主要包括脉诊和按诊。（　　）
4. 新病失音的病机是肺肾阴虚。（　　）
5. 弦脉的变化主要是脉管紧张度的异常。（　　）

五、填空题（每小题1分，共5分）

1. 我国第一部脉学专著是________，由________所著。
2. 青年脉较________，老人脉多________。
3.《素问》认为病人头部低垂，目陷无光，为________将衰惫之象；后背弯曲，两肩下垂，为________将衰惫之象。
4. 舌色，即舌质的颜色，主要分为_______、_______、_______、_______、_______五种。
5. 病中食欲渐复，食量渐增，是________、________的表现。

六、名词解释（每小题2分，共10分）

失神　　镜面舌　　盗汗　　亡阴证　　心脉痹阻证

七、简答题（共10分）

1. 湿热蕴脾证的典型舌脉表现如何？（2分）
2. 按肌肤时水肿和气肿有何区别？（2分）
3. 何谓“斜飞脉”？（2分）
4. 闻诊中听声音主要有哪些？（4分）

八、论述题（共 10 分）

1. 举例说明外感表证恶寒发热的轻重与哪些因素有关。（5 分）
2. 举例说明察舌如何区分病邪性质。（5 分）

九、病例分析题（共 10 分）

李某，女，45 岁。患者咳嗽、气喘半月余，近两天症状加重，遂前来就诊，曾自行服用止咳西药无效。现症见咳嗽喘促，呼多吸少，动则益甚，声低息微，腰膝酸软，舌淡，脉沉细。

要求回答下列问题：①主诉；②八纲辨证诊断；③脏腑辨证诊断；④机理分析。

试卷二

一、A 型题（每小题 1 分，共 30 分）

1. 病人狂躁妄动，胡言乱语，打人毁物，不避亲疏，其诊断是（　　）
A. 癫病　B. 狂病　C. 痫病
D. 郁病　E. 脏躁
2. 下列各项，与淡白舌主病最无关的是（　　）
A. 气血虚　B. 阳虚　C. 亡阳
D. 阴虚　E. 寒证
3. 阳气暴脱病人的面色特征是（　　）
A. 面色无华　B. 面色淡白　C. 面色苍白
D. 面色青紫　E. 面色青黑
4. 小儿发结如穗，发黄干枯，伴见面黄肌瘦者，多属（　　）
A. 禀赋不足　B. 血虚受风　C. 疳积
D. 精血不足　E. 血热
5. 颈侧颌下肿块如豆，累累如串珠，称（　　）
A. 瘰疬　B. 瘿瘤　C. 发颐
D. 痰核　E. 梅核气
6. 舌体胖大边有齿痕，其临床意义是（　　）
A. 心阴不足　B. 肝血亏虚　C. 肺阴不足
D. 脾虚湿盛　E. 肾精不足
7. 舌尖起芒刺，多为（　　）
A. 胃肠热盛　B. 胃阴不足　C. 心火亢盛
D. 肝胆火盛　E. 肾阴亏虚
8. 可见于正常人的舌象是（　　）

A. 舌红起刺　　B. 舌面水滑　　C. 舌苔白腻
D. 舌质淡红　　E. 舌体胖大

9. 食滞所致呕吐的特点是（　　）
A. 吐物清稀　　B. 吐物酸腐　　C. 干呕无物
D. 喷射状呕　　E. 朝食暮吐

10. 沉而细软，应指无力的脉象是（　　）
A. 濡脉　　B. 微脉　　C. 细脉
D. 弱脉　　E. 涩脉

11. 口干欲漱水而不欲咽者，多属（　　）
A. 阴虚内热　　B. 瘀血内阻　　C. 里热炽盛
D. 湿热内蕴　　E. 外感温热

12. 紧脉的脉象特征是（　　）
A. 如按琴弦　　B. 如按葱管　　C. 如按鼓皮
D. 如转绳索　　E. 如按刀刃

13. 濡脉与弱脉的不同处是（　　）
A. 力度　　B. 脉位　　C. 紧张度
D. 流利度　　E. 脉宽

14. 用手指稍用力寻抚局部，力达肌层者，称（　　）
A. 按法　　B. 摸法　　C. 触法
D. 压法　　E. 叩法

15. 下列各项，属非病理性汗出的是（　　）
A. 但头汗出　　B. 睡时汗出　　C. 冷汗淋漓
D. 半身汗出　　E. 天热汗出

16. 在五色主病中，不属青色主病的是（　　）
A. 寒证　　B. 湿证　　C. 疼痛
D. 血瘀　　E. 惊风

17. 下列各项，不属脉率较快的脉象是（　　）
A. 数脉　　B. 结脉　　C. 疾脉
D. 促脉　　E. 动脉

18. 将八纲内容称为“二纲六变”的是（　　）
A.《伤寒杂病论》　　B.《景岳全书》　　C.《伤寒六书》
D.《伤寒质难》　　E.《医学六要》

19. 下列各项，不属真热假寒证的是（　　）
A. 热深厥深　　B. 热极似寒　　C. 阳盛格阴
D. 热极肢厥　　E. 热极转寒

20. 下列各项，不属血瘀证色脉改变的是（　　）
A. 面色黧黑　　B. 肌肤甲错　　C. 局部隐痛

D. 舌有紫斑　　E. 脉象细涩

21. 下列各项，对里证的认识错误的是（　　）

A. 里证的病位多在内　　B. 情志劳倦所伤多里证　　C. 里证范围极其广泛

D. 里证可转变为表证　　E. 里证无新起恶寒发热并见

22. 阳虚发展到亡阳时，最主要的标志是（　　）

A. 四肢冷至肘膝　　B. 由脉弱变脉微　　C. 面色由白变青紫

D. 出现冷汗淋漓　　E. 呼吸短促微弱

23. 患者，女，67 岁。猝然昏倒，不省人事，伴口眼歪斜，半身不遂，诊断是（　　）

A. 痫病　　B. 癫病　　C. 狂病

D. 厥病　　E. 中风

24. 患者，女，62 岁，平素眩晕耳鸣，失眠多梦，突然口眼歪斜，舌强言謇，舌红苔黄腻，脉弦滑。患者强硬舌的形成机理是（　　）

A. 外感热病，邪入心包　　B. 热盛伤津，筋脉失养　　C. 肝肾阴虚，筋脉失养

D. 气血亏虚，阴液亏损　　E. 肝风夹痰，阻滞络脉

25. 患者，女，42 岁，嗜辛辣香燥之品，半年来时有胃痛，近日加重。现症见胃脘隐痛不舒，时有干呕，饥不欲食，口燥咽干，便干，舌红少津，脉细数。其病机是（　　）

A. 胃阳不足　　B. 胃火炽盛　　C. 胃阴亏虚

D. 肝气犯胃　　E. 脾胃虚弱

26. 患者，男，55 岁，近日排便不爽，肛门灼热，小便短黄，大便黄糜，臭秽难闻，舌红苔黄腻，脉滑数。其病机是（　　）

A. 食滞胃脘　　B. 痰饮停胃　　C. 寒客胃肠

D. 肝脾不调　　E. 大肠湿热

27. 患者，女，23 岁，自述月经量多半年余，现症见经色淡红，伴神疲乏力，食少便溏，面白无华，舌淡苔白，脉细无力。其病机为（　　）

A. 脾虚气陷　　B. 肝郁气滞　　C. 热邪内迫

D. 脾不统血　　E. 瘀阻血脉

28. 患者，男，45 岁，突发耳鸣，声大如潮，按之不减，舌红苔黄，脉弦数。其耳鸣的病机为（　　）

A. 阴虚火旺　　B. 肝胆火盛　　C. 肝肾阴虚

D. 肾精亏损　　E. 心火亢盛

29. 患者，男，60 岁，咳喘反复发作 20 年，近日因劳累而出现喘息短气，呼多吸少，动则尤甚，自汗乏力，腰膝酸软，舌淡苔白，脉弱。其病机是（　　）

A. 肺气亏虚　　B. 肺脾气虚　　C. 中气下陷

D. 寒饮阻肺　　E. 肺肾气虚

30. 患者，女，50 岁。病人头晕心悸，失眠健忘，面色淡白，气短懒言，其头晕的病机是（　　）

A. 痰湿内阻　　B. 阳气不足　　C. 阳气暴脱
D. 气血亏虚　　E. 肾精亏虚

二、B 型题（每小题 1 分，共 10 分）

A. 舌淡胖苔白润滑　　B. 舌质红苔黄厚腻　　C. 舌边青或有瘀点
D. 舌红少苔有裂纹　　E. 舌淡红苔白腻
1. 脾胃湿热证可见（　　）
2. 肺肾阴虚证可见（　　）

A. 眉间、鼻根、唇周青紫　　B. 面色苍黄　　C. 面色㿠白虚浮
D. 面色青灰，肢冷脉微　　E. 面色萎黄
3. 心血瘀阻，心阳暴脱多见（　　）
4. 脾胃虚弱，气血不足多见（　　）

A. 胸胁胀满，咳唾引痛　　B. 心悸怔忡，畏寒肢冷　　C. 胸痛咳喘，痰多气急
D. 胸闷胸痛，心悸怔忡　　E. 咳吐痰涎，喉中哮鸣
5. 心阳虚证的主症是（　　）
6. 饮停胸胁证的主症是（　　）

A. 瘾疹瘙痒，或肢体麻木，或面睑浮肿
B. 烦渴饮冷，肢倦乏力，汗多尿少
C. 脘腹或腰背冷痛，或咳喘痰稀白量多
D. 口鼻咽喉干燥，痰少质黏难咯
E. 肢体关节重痛，阴雨天加重
7. 风邪易导致的证候是（　　）
8. 寒邪易导致的证候是（　　）

A. 风水相搏证　　B. 水湿浸渍证　　C. 脾虚水泛证
D. 肾虚水泛证　　E. 血瘀水停证

9. 患者浮肿、尿少反复发作 3 年，腰以下肿甚，腰酸，畏寒肢冷，舌淡胖苔白滑，脉沉迟无力，证属（　　）

10. 患者 1 周前发热微恶风寒，咽喉肿痛，今晨突起颜面浮肿，小便短少不利，脉浮缓，证属（　　）

三、X 型题（多选题，每小题 1 分，共 10 分）

1. 诊脉的基本要求有（　　）
A. 举按寻法　　B. 候五十动　　C. 平息

D. 中指定关　E. 指目按脉

2. 属精亏神衰失神表现的是（　　）

A. 壮热烦躁，四肢抽搐　B. 形体羸瘦，动作艰难　C. 两目晦暗，呼吸气微
D. 精神萎靡，面色无华　E. 神昏谵语，循衣摸床

3. 患者神疲乏力，少气懒言，畏寒肢冷，舌淡胖苔白，脉弱，其证属（　　）

A. 虚证　B. 寒证　C. 阴证
D. 阳虚证　E. 阴虚证

4. 胃气上逆可导致下列哪些证候（　　）

A. 呕吐　B. 嗳气　C. 太息
D. 呃逆　E. 夺气

5. 脉律不整，时有一止的脉象有（　　）

A. 代脉　B. 促脉　C. 疾脉
D. 结脉　E. 微脉

6. 肾气不固证的特征表现有（　　）

A. 胎动易滑　B. 余沥不尽　C. 男子滑精
D. 大汗淋漓　E. 小便失禁

7. 下列哪些原因可导致胸闷（　　）

A. 心阳虚　B. 心肺气虚　C. 肝郁气结
D. 痰湿阻肺　E. 心脉痹阻

8. 病态呼吸包括哪几种（　　）

A. 喘　B. 哮　C. 少气
D. 短气　E. 嗳气

9. 久病重病本不能食，而突然欲食或暴食，是（　　）

A. 除中　B. 阳气来复　C. 假神
D. 中气将绝　E. 危症

10. 属于阳水特征的是（　　）

A. 发病急，来势猛　B. 小便短少而频数　C. 腰以下水肿为主
D. 眼睑头面先肿　E. 常有脾肾虚损证候

四、判断题（判断对错，每小题1分，共10分）

1. 哮必兼喘，喘必兼哮，故常合称为“哮喘”。（　　）
2. 气阴两虚证可自汗、盗汗并见。（　　）
3. “整体审察”还包括对病情资料的全面分析、综合判断。（　　）
4. 眩晕欲仆，头摇肢麻，言謇，舌红，脉弦数有力，诊断为热极生风。（　　）
5. 卫气营血辨证的重点在于阐述外感温热病各阶段的病变特点。（　　）

五、填空题（每小题1分，共5分）

1. 病色的特征是________、________。
2. 重痛多因________所致。
3. 舌苔的润燥主要反映体内________和________。
4. 脉有神气的主要特征是________、________。
5. 气病实证包括________、________、气闭证三种。

六、名词解释（每小题2分，共10分）

主诉　　假神　　表证　　里急后重　　肾精不足证

七、简答题（共10分）

1. 临床上极危重的虚证有哪些？（2分）
2. 自汗、盗汗的特征及临床意义。（3分）
3. 肺阴虚证与燥邪犯肺证如何鉴别？（5分）

八、论述题（共10分）

脾胃、肝胆、大肠、膀胱湿热证在病机及临床表现方面有何异同？

九、病例分析题（共10分）

王某，男，56岁。患者头痛、眩晕5年余，曾服中西药治疗但无显效，近半个月来症状加重而来就诊。现症见眩晕耳鸣，头目胀痛，面红目赤，急躁易怒，腰膝酸软，头重脚轻，步履不稳，舌质红，脉弦细数。

要求回答下列问题：①主诉；②八纲辨证诊断；③脏腑辨证诊断；④机理分析。

试卷三

一、A型题（每小题1分，共30分）

1.“体征”是指下列选项（　　）

A. 微恶风寒　　B. 舌红苔黄　　C. 脾气亏虚
D. 耳中暴鸣　　E. 口苦而干

2. 面色淡白虚浮，多属（　　）

A. 阴虚　　B. 亡阳　　C. 气虚
D. 阳虚水泛　　E. 血虚

3. 下列何种病变常见眼窝凹陷（　　）

A. 阳虚水泛　　B. 肝火犯肺　　C. 肾精亏虚

D. 脾胃气虚　　E. 津伤液耗

4. 下列哪项常可判断肾与膀胱病变（　　）

A. 舌尖　　B. 舌中　　C. 舌根

D. 舌系带　　E. 舌色

5. 下列哪项常见紫舌（　　）

A. 痰饮　　B. 血瘀　　C. 气滞

D. 虫积　　E. 阴虚

6. 淡白舌、白滑苔，常提示（　　）

A. 气虚湿困　　B. 脾胃湿热　　C. 营分有热

D. 食积胃肠　　E. 肝经瘀血

7. 下列哪项表现为神识不清，语无伦次，声高有力（　　）

A. 错语　　B. 谵语　　C. 郑声

D. 呓语　　E. 失语

8. 下列哪项为脾胃虚弱所致脘腹疼痛的特点（　　）

A. 隐痛　　B. 胀痛　　C. 窜痛

D. 冷痛　　E. 绞痛

9. 下列哪项为沉脉的主要变化（　　）

A. 脉位　　B. 脉力　　C. 脉宽

D. 节律　　E. 至数

10. 下列何脉多提示气滞血瘀证（　　）

A. 紧脉　　B. 实脉　　C. 沉脉

D. 涩脉　　E. 滑脉

11. 下列哪种属濡脉（　　）

A. 浮大无力　　B. 沉细而软　　C. 浮细而软

D. 极细极软　　E. 脉细如线

12. 下列哪种改变提示疮疡已成脓（　　）

A. 根盘收束而隆起　　B. 肿而硬板不热　　C. 根盘平塌漫肿

D. 按之边硬而顶软　　E. 按之坚硬

13. 下列哪项为阳虚证最主要的表现（　　）

A. 舌苔薄白而润　　B. 大便溏泻不爽　　C. 面色白舌质淡

D. 脉浮沉皆无力　　E. 经常畏寒肢凉

14. 对诊断“气陷”最有价值的是哪项（　　）

A. 头晕眼花　　B. 气短乏力　　C. 内脏下垂

D. 大便稀溏　　E. 舌淡苔白

15. 心脉痹阻证，体胖而以闷痛为特点者，属于（　　）

A. 痰阻心脉　　B. 热扰心脉　　C. 瘀阻心脉

D. 气滞心脉　　E. 寒凝心脉

16. 抽搐项强，角弓反张，两目上视，舌质红绛，脉弦有力，属于（　　）
A. 肝阳化风证　B. 热极生风证　C. 阴虚生风证
D. 血虚生风证　E. 肝火上炎证
17. 下列何证常表现为胃脘冷痛喜按，泛吐清水，口淡不渴，舌质淡嫩，脉沉迟（　　）
A. 胃阳虚证　B. 脾肾阳虚证　C. 寒滞胃肠证
D. 肝气犯胃证　E. 肝郁脾虚证
18. 下列哪项最易导致胆郁痰扰证（　　）
A. 饮酒食甘　B. 劳累疲乏　C. 情志不遂
D. 感受外邪　E. 先天不足
19. 下列哪项可同时出现血虚的证候（　　）
A. 脾肝　B. 心脾　C. 肺脾
D. 心肝　E. 心肾
20. 热入营分证的口渴特点是（　　）
A. 渴欲饮冷　B. 但欲漱水不欲咽　C. 口渴引饮
D. 口不甚渴　E. 饮入即吐
21. 下列哪一项最影响病人如实、准确地反映病情（　　）
A. 年龄老幼　B. 关心病情程度　C. 表达能力
D. 性格特征　E. 神志状况
22. 下列哪项不是风水相搏证的临床表现（　　）
A. 腰酸耳鸣　B. 头面先肿　C. 发病急骤
D. 恶风微热　E. 脉浮或濡
23. 面赤不见于下列哪项（　　）
A. 实热证　B. 阴虚证　C. 戴阳证
D. 肝火证　E. 肾虚水停
24. 听声音的内容不包括下列哪项（　　）
A. 呼吸　B. 呵欠　C. 咳嗽
D. 耳鸣　E. 语言
25. 下列哪项不是八纲的证候（　　）
A. 热证　B. 阳证　C. 本证
D. 实证　E. 寒证
26. 下列哪项不属于水液停聚的病证（　　）
A. 水证　B. 饮证　C. 脓证
D. 痰证　E. 湿证
27. 下列哪项对诊断肾阴虚最无意义（　　）
A. 潮热盗汗　B. 舌红少苔　C. 脉细而数
D. 眩晕健忘　E. 阳事不举

28. 少阳病的临床表现不包括下列哪项（　　）
A. 便秘腹胀　B. 口苦目眩　C. 心烦喜呕
D. 寒热往来　E. 胸胁苦满

29. 瘀血内阻证，诊尺肤可见（　　）
A. 温润而滑爽　B. 尺肤部热甚　C. 皮肤凉而不温
D. 按之凹而不起　E. 粗糙如鱼鳞

30 真热假寒证的特点为（　　）
A. 肌肤灼热，体温升高　B. 肌肤寒冷，体温偏低　C. 皮肤无汗而有灼热感
D. 身灼热而手足厥冷　E. 汗出如油，肌肤尚温

二、B 型题（每小题 1 分，共 10 分）

A. 寒湿内蕴　B. 食积化热　C. 热盛伤津
D. 瘀血内停　E. 热入营血

1. 苔黄而腻者为（　　）
2. 苔白而滑腻者为（　　）

A. 浮散无根　B. 浮大中空　C. 浮大有力
D. 浮而细软　E. 如按鼓皮

3. 芤脉的脉象特征是（　　）
4. 洪脉的脉象特征是（　　）

A. 风寒犯肺证　B. 寒痰阻肺证　C. 饮停胸胁证
D. 痰湿阻肺证　E. 肺气亏虚证

5. 咳嗽气喘，痰多色白，或喉中痰鸣，胸闷，形寒肢冷者，最宜诊断为（　　）
6. 恶寒发热，身痛无汗，咳嗽，痰稀色白，脉浮紧者，最宜诊断为（　　）

A. 口唇青黑　B. 口唇深红　C. 口角流涎
D. 口唇淡白　E. 口唇干裂

7. 里热实证者可见（　　）
8. 津液亏虚者可见（　　）

A. 痰证　B. 水停证　C. 食积证
D. 饮证　E. 气滞证

9. 胸胁胀痛，部位不定，嗳气、矢气、太息减轻，舌象无异，脉弦。此为（　　）
10. 颈部肿块已半年，质柔圆滑，推之可移，无压痛，皮色不变，舌象无异，脉弦。此为（　　）

三、X 型题（多选题，每小题 1 分，共 10 分）

1. 下列哪些属于证名（　　）
A. 膀胱湿热　　B. 胃失和降　　C. 腹胀作痛
D. 头面疔疮　　E. 肝肾阴虚

2. 面色发白可见于哪些病证（　　）
A. 寒证　　B. 虚证　　C. 血虚
D. 水肿　　E. 高热

3. 燥苔的主病有哪些（　　）
A. 气血两虚证　　B. 阴虚内热证　　C. 阳虚气不化津
D. 燥邪犯肺证　　E. 气营两燔证

4. 下列哪些是小儿易患的病症（　　）
A. 感冒　　B. 惊风　　C. 眩晕
D. 呕吐　　E. 泄泻

5. 按胸胁可诊察下列哪些脏腑的病变（　　）
A. 肝　　B. 胆　　C. 肾
D. 心　　E. 肺

6. 下列哪些阴虚证临床常见（　　）
A. 肝阴虚证　　B. 脾阴虚证　　C. 肾阴虚证
D. 心阴虚证　　E. 肺阴虚证

7. 燥证表现的证候有哪些（　　）
A. 皮肤干燥　　B. 气候干燥　　C. 鼻咽干燥
D. 大便干燥　　E. 口唇干燥

8. 下列哪些是肝郁气滞证的常见临床表现（　　）
A. 胁胀叹息　　B. 咳嗽咯痰　　C. 情志抑郁
D. 胸部胀满　　E. 月经不调

9. 下列哪些可以是肾气不固证的临床表现（　　）
A. 多次滑胎　　B. 男子遗精　　C. 大便溏泻
D. 小便失禁　　E. 小便闭涩

10. 下列哪些常是真寒假热证的假热现象（　　）
A. 口渴或咽痛　　B. 自觉发热　　C. 神志躁扰不宁
D. 舌红而少津　　E. 脉沉细无力

四、判断题（判断对错，每小题 1 分，共 5 分）

1. 根据见微知著的诊断原理，独取寸口可以反映全身脏腑功能、气血、阴阳的变化。（　　）

2. 小儿外感表证，常见指纹鲜红。（　　）

3. 察舌诊病时，观察的时间越长越好。（　　）
4. 有胃有神有根的脉为平脉，故病脉的特征是无胃无神无根。（　　）
5. 所谓“里证出表”，是指里证变成表证。（　　）

五、填空题（每小题 1 分，共 5 分）

1. 舌淡胖大而润，舌边有齿痕，多属________，或________。
2. 常用的叩击法有________和________两种。
3. 脾气虚证以纳少、________、________与气虚症状共见为辨证要点。
4. 腹部胀大按之如囊裹水，叩拍腹壁，另侧有波动感者，为________；腹部胀大，叩拍腹壁如击鼓之膨膨然，对侧无波动感者，为________。
5. 热证手足热者，属________候；热证手足逆冷者，属________候。

六、名词解释（每小题 2 分，共 10 分）

六阳脉　一指定三关　大实有羸状　格阳证　木火刑金

七、简答题（共 10 分）

1. 试述“诊断”的概念。（3 分）
2. 肺热炽盛证的常见临床表现有哪些？（4 分）
3. 触、摸、按有何区别？（3 分）

八、论述题（共 10 分）

试述肝郁脾虚证与肝胃不和证异同点。

九、病例分析题（共 10 分）

某男，44 岁，两天前气温骤然升高，汗出当风，次日即见咳嗽，发热微恶风寒，今日上症加剧而来医院门诊。现症见咳嗽，咯痰黄稠，发热微恶风寒，鼻塞流涕，咽喉红肿疼痛，口稍渴，少汗，舌尖红，苔薄黄，脉浮数。

要求回答下列问题：①主诉；②八纲辨证诊断；③脏腑辨证诊断；④机理分析。

试卷四

一、A 型题（每小题 1 分，共 30 分）

1. 确立辨证论治理论的著作是（　　）
   A.《黄帝内经》　B.《伤寒杂病论》　C.《诸病源候论》
   D.《景岳全书》　E.《温病条辨》
2. 询问家族史最主要的意义是（　　）

A. 分析病因　B. 辨别病性　C. 指导治疗
D. 排除遗传病　E. 推断病情

3. 问现在症最好的方法是（　　）
A. 首先询问饮食情况　B. 按十问内容逐次询问　C. 根据体征进行询问
D. 抓住主症进行询问　E. 根据症状进行询问

4. 下列何症一般与气候因素最相关（　　）
A. 胁痛　B. 胸闷　C. 胃脘痛
D. 关节痛　E. 眩晕

5. 战汗产生的机理是（　　）
A. 邪盛正衰　B. 正邪剧争　C. 正胜邪退
D. 正邪俱衰　E. 寒邪袭表

6. 腹胀拒按，其成因一般不含哪项（　　）
A. 饮停胃肠　B. 食积胃肠　C. 肠道气滞
D. 脾胃气虚　E. 燥热结肠

7. 肝经风热患者易出现（　　）
A. 眼胞赤烂　B. 目眦红赤　C. 白睛发黄
D. 全目赤肿　E. 目窠微肿

8. 舌青紫而肿胀，多为（　　）
A. 酒毒攻心　B. 气血上壅　C. 心脾热盛
D. 气滞血瘀　E. 热毒上攻

9. 病人出现瞳仁散大，多属（　　）
A. 肾精耗竭　B. 动风先兆　C. 津液亏耗
D. 肝经风热　E. 气血不足

10. 小儿睡眠露睛，多由于（　　）
A. 脾胃虚衰　B. 津液不足　C. 肝风内动
D. 肝经风热　E. 肾精耗竭

11. 脉搏出现在寸口背侧者，称之为（　　）
A. 六阳脉　B. 六阴脉　C. 真脏脉
D. 斜飞脉　E. 反关脉

12. 在脉象指感上与滑脉相反的脉象是（　　）
A. 迟脉　B. 缓脉　C. 结脉
D. 涩脉　E. 沉脉

13. 下列诸脉之中不主虚证之脉是（　　）
A. 细脉　B. 微脉　C. 紧脉
D. 浮脉　E. 濡脉

14. 濡脉、缓脉、细脉三种脉象共同主病是（　　）
A. 湿证　B. 脾虚证　C. 劳损证

D. 痰饮证　E. 血虚证

15. 中医诊断学中辨证的基本纲领是（　　）

A. 八纲辨证　B. 脏腑辨证　C. 病因辨证

D. 气血津液辨证　E. 经络辨证

16. 邪在半表半里的特征性症状是（　　）

A. 胸胁苦满　B. 口苦咽干　C. 寒热往来

D. 脉弦　E. 目眩

17. 下列诸症中与里证无关的是（　　）

A. 但热不寒　B. 但寒不热　C. 舌苔黄厚

D. 脉沉而迟　E. 恶寒发热

18. 阴盛格阳证一般不见（　　）

A. 面赤　B. 口渴　C. 溲赤

D. 脉大　E. 咽痛

19. 温病下焦病证相当于卫气营血辨证中的（　　）

A. 卫分证　B. 气分证　C. 营分证

D. 血分实热证　E. 血分虚热证

20. 暑淫病人口渴喜饮，气短神疲，其病机是（　　）

A. 暑性升散　B. 暑伤津气　C. 暑闭气机

D. 暑闭心神　E. 暑邪夹湿

21. 某患者胸背彻痛剧烈，发病急骤，面色青灰，多因（　　）

A. 肺热炽盛　B. 痰热壅肺　C. 饮停胸胁

D. 痰瘀阻滞肺络　E. 心脉急骤闭塞

22. 某患者突然昏倒，口吐涎沫，四肢抽搐，醒后如常，见于（　　）

A. 狂病　B. 痫病　C. 癫病

D. 脏躁　E. 痴呆

23. 某患者素体痰盛而又感受外邪之脉象是（　　）

A. 浮滑　B. 滑数　C. 弦滑

D. 浮数　E. 弦紧

24. 某女患者月经量突然剧增，伴面色苍白，气少息微，大汗淋漓，手足厥冷，舌淡，脉细弱，证属（　　）

A. 气不摄血证　B. 气随血脱证　C. 气血两虚证

D. 血虚证　E. 气虚证

25. 某心脉痹阻患者心胸闷痛，体胖痰多，身重困倦，其病因多为（　　）

A. 瘀阻　B. 痰凝　C. 寒滞

D. 气郁　E. 阴虚

26. 某患者尿频而清，余沥不尽，证属（　　）

A. 肾阳虚证　B. 肾气不固证　C. 中气下陷

D. 脾肾阳虚证　　E. 脾阳虚证

27. 某患者咳嗽气喘，痰稀色白，形寒肢冷，舌淡苔白，脉迟缓，证属（　　）

A. 风寒犯肺　　B. 寒邪客肺　　C. 饮停于肺
D. 痰湿阻肺　　E. 风邪犯肺

28. 某患者面红目赤，呼吸气粗，便秘腹满，神昏谵语，舌苔焦黄，证属（　　）

A. 阳明经证　　B. 阳明腑实　　C. 太阴湿热
D. 热迫大肠　　E. 少阴热化

29. 某患者咳嗽少痰，口干咽燥，声音嘶哑，形体消瘦，午后潮热，腰膝酸软，舌红少苔，脉细数，证属（　　）

A. 肺肾阴虚证　　B. 肺阴虚证　　C. 肾阴虚证
D. 肺肾气虚证　　E. 燥邪犯肺证

30. 某患者持续低热，五心烦热，神疲欲寐，形体消瘦，耳聋，脉细，证属（　　）

A. 卫分证　　B. 气分证　　C. 营分证
D. 血分虚热证　　E. 血分实热证

二、B 型题（每小题 1 分，共 10 分）

A. 顿咳　　B. 干咳　　C. 肺阴虚证
D. 恶寒发热　　E. 杵状指

1. 以上属于病名的是（　　）
2. 以上属于体征的是（　　）

A. 灼痛　　B. 窜痛　　C. 空痛
D. 重痛　　E. 刺痛

3. 气滞致痛多为（　　）
4. 血瘀致痛多为（　　）

A. 瘿瘤　　B. 瘰疬　　C. 项痈
D. 项强　　E. 项瘘

5. 痰浊结于颈前表现为（　　）
6. 痰浊结于颈部两侧表现为（　　）

A. 失血伤阴　　B. 亡血失精　　C. 惊恐疼痛
D. 寒证痛证　　E. 邪闭痛极

7. 伏脉的主病是（　　）
8. 革脉的主病是（　　）

A. 肾虚水泛证　　B. 肾阴虚证　　C. 肾精不足证

D. 肾气不固证　　E. 肾阳虚证

9. 男子滑精多见于（　　）

10. 女子闭经多见于（　　）

三、X 型题（多选题，每小题 1 分，共 10 分）

1. 诊脉方法的基本要求有（　　）
   A. 举按寻法　　B. 候五十动　　C. 平息
   D. 中指定关　　E. 指目按脉

2. 气虚证的常见证候表现有（　　）
   A. 神疲乏力　　B. 少气懒言　　C. 自汗
   D. 盗汗　　E. 脉虚

3. 火淫证常导致下列哪些病理改变（　　）
   A. 寒湿内生　　B. 伤津耗液　　C. 动风动血
   D. 形成肿疡　　E. 扰闭心神

4. 脉律不整，时有一止的脉象有（　　）
   A. 代脉　　B. 促脉　　C. 疾脉
   D. 结脉　　E. 微脉

5. 风淫证患者可出现（　　）
   A. 发热恶风　　B. 皮肤瘙痒　　C. 突发颜面麻木
   D. 口眼㖞斜　　E. 关节游走性疼痛

6. 邪在上焦，其病变部位主要包括（　　）
   A. 手太阴肺　　B. 足阳明胃　　C. 足太阴脾
   D. 足厥阴肝　　E. 手厥阴心包

7. 心脉痹阻证形成的原因有（　　）
   A. 血瘀　　B. 痰阻　　C. 气滞
   D. 寒凝　　E. 气虚

8. 久病重病本不能食，而突然欲食或暴食，是（　　）
   A. 除中　　B. 阳气来复　　C. 假神
   D. 中气将绝　　E. 危症

9. 属于阳水特征的是（　　）
   A. 发病急，来势猛　　B. 小便短少而频数　　C. 腰以下水肿为主
   D. 眼睑头面先肿　　E. 常有脾肾虚损证候

10. 五色主病中，可主虚证的病色有（　　）
   A. 赤色　　B. 黄色　　C. 白色
   D. 青色　　E. 黑色

四、判断题（判断对错，每小题1分，共5分）

1. 若汗出如油，热而黏手，属亡阴之汗。(　　)
2. 因肝属木，味酸，所以口酸只见于肝胃郁热。(　　)
3. 根据五轮学说，黑睛属肝，称“风轮”。(　　)
4. 头发稀疏，色黄干枯者，是肾气亏虚，精血不足所致。(　　)
5. 面色苍白伴四肢厥冷、冷汗淋漓等，多属阳气暴脱。(　　)

五、填空题（每小题1分，共5分）

1. 我国现存最早的舌诊专著是 ____，最早的脉诊专著是 _____。
2. 据舌面分候五脏理论，舌尖红赤，多属 _____，舌边红赤，多属 ______。
3. 三指同时用大小相等的指力诊脉的方法，称 _____；医生切脉用力不轻不重，按至肌肉而取脉，称 ______。
4. 脾不统血证指 ______、_____，以各种慢性出血与气血亏虚症状为主要表现的证候。
5. 少腹冷痛牵引阴部多属 _____ 证；瘿瘤则常因 ______ 所致。

六、名词解释（每小题2分，共10分）

除中　　胖大舌　　平息　　亡阳证　　风水相搏

七、简答题（共10分）

1. 请简述症状、体征、证的基本含义（2）
2. 简述亡阳证与亡阴证的基本表现。（3）
3. 举例说明望痰辨别疾病的性质。（5）

八、论述题（共10分）

肝风内动四证有何异同？

九、病例分析题（共10分）

唐某，女，36岁，教员。患者自述长期咳嗽，遇冷即发已5年，并感精神疲倦，食少懒言，时有气不接续之感。前天参加植树活动，劳累后脱衣当风，咳嗽加重，伴恶寒头痛，一身酸痛，时有喘鸣，胸闷不适，舌质淡嫩，苔薄白，脉浮而无力。

要求：①根据病案内容提出主诉；②八纲辨证结论；③脏腑辨证结论；④证候分析（含病位、病性、病因）。

试卷五

一、A 型题（每小题 1 分，共 30 分）

1. 不能写作主诉的是（　　）
A. 主要症状　B. 持续时间　C. 主要体征
D. 主要病名　E. 症状特征
2. 小儿惊风的典型面色是（　　）
A. 面色淡青或青紫　B. 面色与口唇青紫　C. 眉间、鼻柱、唇周发青
D. 面色青黄　E. 面白而泛红如妆
3. 肌肤初扪不觉热，扪之稍久即感灼手者，称（　　）
A. 身有微热　B. 壮热　C. 身热不扬
D. 骨蒸潮热　E. 阳明潮热
4. 服用某些饮食或药物导致舌苔颜色发生改变，称（　　）
A. 腻苔　B. 腐苔　C. 滑苔
D. 假苔　E. 染苔
5. 可以作为判断正气渐衰的是（　　）
A. 舌苔剥落后复生新苔　B. 舌苔从全到剥落　C. 未剥落处有滑苔
D. 舌苔由润变干燥　E. 舌质由红润变青
6. 咳声如犬吠，多属（　　）
A. 顿咳　B. 白喉　C. 燥咳
D. 肺痨　E. 肺痿
7. 命门火衰的典型证候是（　　）
A. 大便干结　B. 大便先干后溏　C. 大便时干时稀
D. 大便夹脓血　E. 大便下利清谷
8. 缓脉常见于（　　）
A. 肝郁气滞　B. 湿邪困阻　C. 瘀血内停
D. 食积停滞　E. 虚阳浮越
9. 代脉的脉象特征是（　　）
A. 缓而时止，止无定数
B. 数而时止，止无定数
C. 数而时止，止有定数
D. 脉来一止，止有定数，良久方还
E. 脉迟时止，止无定数
10. 右胁下肿块，表面平而质硬，压痛不明显，多属（　　）
A. 肝郁　B. 肝虚　C. 肝积

D. 肝癌　　E. 疟母

11. 下列说法不正确的是（　　）

A. 里证的病位仅在内脏

B. 皮肤病可有里证

C. 里证以脏腑症状为主要表现

D. 里证无表证主要证候表现

12. 八纲作为辨证的主要内容形成于（　　）

A.《内经》　　B.《伤寒论》　　C. 明代

D. 清代　　E. 民国

13. 便溏，纳呆呕恶，畏寒肢冷，喜温喜按，腹痛绵绵，苔白滑，宜诊断为（　　）

A. 湿热蕴脾　　B. 风湿犯表　　C. 脾阳亏虚

D. 寒湿困脾　　E. 肝脾不和

14. 属于肾阳虚证常见证候的是（　　）

A. 腰痛强直，转侧不利　　B. 腰膝酸冷，性欲减退　　C. 呼多吸少，动则喘甚

D. 烦热盗汗，早泄梦遗　　E. 形寒肢冷，舌淡脉弱

15. 胸胁灼痛，急躁易怒，头胀头晕，痰黄黏稠，甚则咳血，烦热口苦，面红目赤，脉弦数，证属（　　）

A. 痰热蕴肺证　　B. 风寒表实证　　C. 肝火犯肺证

D. 肺燥津伤证　　E. 风热犯肺证

16. 湿热蕴脾证与肝经湿热下注证的鉴别要点是（　　）

A. 是否舌红苔黄腻　　B. 是否阴部瘙痒　　C. 是否身目发黄

D. 是否食少便溏　　E. 是否腹胀呕恶

17. 对于鉴别风寒表证和风寒犯肺证最有意义的是（　　）

A. 咳嗽的轻重　　B. 口渴或不渴　　C. 是否发热恶寒

D. 是否舌苔薄白　　E. 有汗或无汗

18. 少阴热化证的主要证候是（　　）

A. 脉微细，但欲寐　　B. 舌尖红，脉细数　　C. 口燥咽干，脉数

D. 心烦不得眠，口燥咽干　　E. 身目黄，脉沉结

19. 对于诊断热扰心神证最有意义的是（　　）

A. 心烦不寐，谵语，舌绛　　B. 神昏谵语，苔黄腻　　C. 神昏谵语，斑疹隐隐

D. 身热夜甚，吐血　　E. 神昏谵语，腹满便秘

20. 暑季游泳后突发腹痛如绞，恶心呕吐，口渴无汗，面白，微发热，脉弦数，证为（　　）

A. 气滞寒凝证　　B. 风寒表实证　　C. 暑闭气机证

D. 暑湿伤表证　　E. 寒中肠胃证

21. 属于中医诊断基本原则的是（　　）

A. 四诊合参　　B. 司外揣内　　C. 见微知著

D. 以常衡变　　E. 因发知受

22. 属于阳脏人表现的是（　　）

A. 体形瘦长　　B. 头长　　C. 颈部细长
D. 肩宽胸厚　　E. 体姿多前屈

23. 不易出现紫舌的是（　　）

A. 阴寒内盛，气血不畅　　B. 热毒炽盛，热入营血　　C. 肺气壅滞，肝郁血瘀
D. 脾失健运，湿浊内阻　　E. 阳气虚衰，血行不畅

24. 不属于现病史内容的是（　　）

A. 疾病发生情况　　B. 既往患病情况　　C. 病情演变过程
D. 本次疾病的诊治过程　　E. 就诊时的自觉症状

25. 不属于动脉脉象特征的是（　　）

A. 脉形如豆　　B. 滑数有力　　C. 如按琴弦
D. 厥厥动摇　　E. 关部尤显

26. 不属于复合脉的是（　　）

A. 洪脉　　B. 动脉　　C. 微脉
D. 疾脉　　E. 促脉

27. 肾精不足证不易出现的证候是（　　）

A. 烦热盗汗　　B. 健忘恍惚　　C. 女子经闭不孕
D. 耳聋耳鸣如蝉　　E. 腰膝酸软

28. 表证叙述欠妥的是（　　）

A. 新起之病必是表证　　B. 表证有外邪的侵袭　　C. 表证的病位较表浅
D. 久病多数无表证　　E. 表证可发展成里证

29. 阴黄的面色特点是（　　）

A. 面色萎黄无华　　B. 面色虚浮微黄　　C. 面色青黄相兼
D. 面目黄色鲜明　　E. 面目黄色晦暗

30. 舌淡白光莹，舌体瘦薄，其主病是（　　）

A. 气血两亏　　B. 阳虚水湿　　C. 风寒表证
D. 阴虚火旺　　E. 阴寒内盛

二、B 型题（每小题 1 分，共 10 分）

A. 舌淡胖，苔白滑　　B. 舌淡胖嫩，苔黄滑　　C. 舌边有斑点
D. 舌质淡红，舌苔白腻　　E. 舌质红绛无苔

1. 热伤营阴的舌象特征是（　　）
2. 阳虚水停的舌象特征是（　　）

A. 虚实并重证　　B. 真实假虚证　　C. 虚中夹实证
D. 真虚假实证　　E. 实中夹虚证

3. 长期咳喘，痰多色白，张口抬肩，不能平卧，浮肿尿少，心悸，苔滑脉数。此为（　　）

4. 食少便溏，神疲乏力，昨起腹胀痛，矢气极臭，舌淡苔白，脉弦。此为（　　）

A. 身热夜甚，神昏谵语，舌质红绛
B. 发热汗出，口渴尿黄，便秘腹胀，脉沉实
C. 高热口渴，烦躁，斑疹密布，舌绛苔黄
D. 身热烦渴，汗大出，谵语，舌质绛紫
E. 身热夜甚，五心烦热，形体干瘦

5. 气分证的临床表现是（　　）

6. 气营同病的临床表现是（　　）

A. 肝郁化火证　　B. 食滞胃脘证　　C. 心脾两虚证
D. 心肾不交证　　E. 心肺气虚证

7. 胃脘胀满疼痛，嗳腐吞酸，属（　　）

8. 心烦失眠，腰膝酸软，属（　　）

A. 肝阳上亢证　　B. 心脾两虚证　　C. 痰浊内阻证
D. 肝肾阴虚证　　E. 脾虚气陷证　　F. 心肝血虚证

9. 头晕目眩，食少纳差，脘腹重坠，气短乏力，动则益甚，舌淡，宜诊断为（　　）

10. 头晕目眩，胸胁隐痛，两目干涩，腰膝酸软，失眠多梦，诊断为（　　）

三、X 型题（多选题，每小题 1 分，共 10 分）

1. 属于辨证内容的是（　　）
A. 证名　　B. 证型　　C. 证候
D. 证素　　E. 病名

2. 点刺舌可见于（　　）
A. 血热内盛　　B. 阴虚火旺　　C. 热入营血
D. 气分热盛　　E. 肺阴亏虚

3. 舌诊原理包括（　　）
A. 舌为脾之外候　　B. 舌质反映病性　　C. 舌苔反映气血
D. 心主血脉，心血上荣于舌　　E. 舌为心之窍

4. 胃气不降可出现的症状有（　　）
A. 呕吐　　B. 呵欠　　C. 呃逆
D. 嗳气　　E. 喷嚏

5. 涩脉的主病包括（　　）
A. 气滞　　B. 血瘀　　C. 痰食内停

D. 血少　　E. 精伤

6. 肾气不固证与肾阳虚证的鉴别依据有（　　）

A. 有无形寒肢冷　　B. 有无夜尿频多　　C. 有无胎动易滑

D. 有无五更泄泻　　E. 有无失眠多梦

7. 心悸怔忡的常见证型有（　　）

A. 心肾不交证　　B. 心脉痹阻证　　C. 心肾阳虚证

D. 心肝血虚证　　E. 肾阴虚证

8. 寒证与热证之间的一般关系包括（　　）

A. 寒证化热　　B. 热证转寒　　C. 对立互斥

D. 证候真假　　E. 寒热相兼

9. 临床常见的津液亏虚证有（　　）

A. 肺燥津伤证　　B. 胃燥津伤证　　C. 肠燥津伤证

D. 热邪犯肺证　　E. 胃热炽盛证

10. 属于病情表现一致的是（　　）

A. 热深厥亦深　　B. 大实有羸状　　C. 至虚有盛候

D. 形盛脉实大　　E. 形羸脉虚弱

四、判断题（判断对错，每小题1分，共5分）

1. 泄泻是以便次增多，便质稀溏，甚至泻出如水样的疾病。（　　）

2. 按诊“摸法”是医生用指掌稍微用力寻抚患者某一局部，如胸腹、肿胀部位等，以辨别病位及病性的虚实。（　　）

3. 心悸怔忡，面色萎黄，神疲乏力，纳少便溏，脉弱，属于心血亏虚证。（　　）

4. “病性”可称“病机”，与导致疾病发生的原始因素的概念不完全相同。（　　）

5. 郑声的特点是神志不清，语言重复，时断时续，语声低弱模糊。（　　）

五、填空题（每小题1分，共5分）

1. 舌苔由燥转润，提示 ______。

2. 因实致痛的病机是 ______。

3. 沉迟脉主 ______。

4. 咳嗽、气喘是诊断病位在肺的 ______。

5. 但欲漱水不欲咽是诊断血瘀证的 ______。

六、名词解释（每小题2分，共10分）

战汗　　丹毒　　消谷善饥　　大实有羸状　　虚里

七、简答题（共10分）

1. 何谓辨证？（3分）

2. 脉诊的注意事项包括哪些？（3 分）

3. 胆郁痰扰证的表现是什么？（4 分）

八、论述题（共 10 分）

试论证名诊断的要求。

九、病例分析题（共 10 分）

患者，女，56 岁，长期咳嗽，以冬春为甚，痰稀色白易咯，畏寒肢凉，身体肥胖，下肢微肿，头晕神疲，纳呆食少，舌淡边有齿痕，苔白滑，脉沉缓。（10 分）

请对该病例进行证候分析。

模拟试卷参考答案

试卷一参考答案

一、A型题

1.C 2.A 3.B 4.D 5.A 6.B 7.D 8.E 9.C 10.A 11.C 12.A 13.B 14.B 15.D 16.A 17.E 18.C 19.E 20.B 21.D 22.B 23.C 24.C 25.A 26.B 27.C 28.E 29.B 30.D

二、B型题

1.C 2.A 3.E 4.A 5.E 6.A 7.B 8.E 9.B 10.A

三、X型题

1.ABC 2.AD 3.ABC 4.ABCDE 5.ABD 6.BDE 7.BCD 8.ABD 9.BCE 10.ACDE

四、判断题

1. × 2. √ 3. √ 4. × 5. √

五、填空题

1.《脉经》，王叔和
2. 大且有力，弦
3. 精气神明，心肺宗气
4. 淡红，淡白，红，绛，青紫
5. 胃气渐复，疾病向愈

六、名词解释

失神：有正虚失神和邪盛失神之分。正虚失神提示精气衰败，脏腑功能衰竭，多见于久病重病之人。邪盛失神多见于急性危重患者。

镜面舌：舌苔全部剥脱，舌面光滑如镜者，称镜面舌，提示胃气衰败。

盗汗：指入睡时汗出，醒后汗止，多见于阴虚或气阴两虚证。

亡阴证：指阴液严重耗损而欲竭所表现的危重证候。临床表现为汗热味咸而黏、如珠如油，身热肢温，烦躁或昏愦，呼吸急促，面赤焦，口渴欲饮，目眶凹陷，皮肤皱瘪，小便极少，舌红而干瘦，脉细数疾。（答出三点即可）

心脉痹阻证：指瘀血、痰浊、阴寒、气滞等因素痹阻心脉，以心悸怔忡、心胸憋闷疼痛为主要表现的证。临床表现为心悸怔忡，心胸憋闷作痛，痛引肩背或内臂，时作时止。

七、简答题

1. 舌红（0.5 分），苔黄腻（0.5 分），脉濡数（1 分）等。（共 2 分）

2. 按之凹陷，不能即起者为水肿（1 分）；按之凹陷，举手即起者为气肿（1 分）。（共 2 分）

3. 脉不见于寸口（1 分），而由尺部斜向手背（1 分）。（共 2 分）

4. 发声（0.5 分），语言（0.5 分），呼吸（0.5 分），咳嗽（0.5 分），呕吐（0.5 分），呃逆（0.5 分），嗳气（0.5 分），太息（0.5 分），喷嚏（0.5 分），肠鸣（0.5 分）。（写出 8 个即可，共 4 分）

八、论述题

1. 病邪性质与邪正盛衰相关（1 分）。如外感寒邪，恶寒重而发热轻（0.5 分）；外感温热之邪，发热重而恶寒轻（0.5 分）；外感风邪，发热轻而恶风（0.5 分）。一般情况下，病邪轻者，则恶寒发热俱轻（0.5 分）；病邪重者，则恶寒发热俱重（0.5 分）；病邪盛而正气衰，则恶寒重而发热轻（0.5 分）。同时，外感表证的寒热轻重，还常与机体正气与病邪的盛衰相关（1 分）。一般情况下，正气、邪气俱盛，则恶寒发热俱重；病邪盛而正气衰，则恶寒重而发热轻。（共 5 分）

2. 舌质：热入营血，多见绛舌（1 分）；瘀血为病，多见青紫舌（1 分）。

舌苔：外感风寒，苔多薄白（1 分）；寒湿为病，舌淡苔白滑（1 分）；痰饮、食积、湿浊，舌苔厚腻（1 分）。（共 5 分）

九、病例分析题

主诉：咳嗽、气喘半月余，加重 2 天。（2 分）

八纲辨证：里证，虚证（2 分）

脏腑辨证：肺肾气虚证。（2 分）

机理分析：肺为气之主，肺气虚则咳嗽喘促，声低息微（1 分）。肾为气之根，肾气虚，肾虚不纳，故呼多吸少；肾气虚则腰膝失养，故腰膝酸软（1 分）。动则耗气，肺肾更虚，故动则益甚（1 分）。舌淡，脉沉细均为气虚之象，故为肺肾气虚证（1 分）。

试卷二参考答案

一、A 型题

1.B 2.D 3.C 4.C 5.A 6.D 7.C 8.D 9.B 10.D 11.B 12.D 13.B 14.B 15.E 16.B 17.B 18.B 19.E 20.C 21.D 22.D 23.E 24.E 25.C 26.E 27.D 28.B 29.E 30.D

二、B 型题

1.B 2.D 3.D 4.E 5.B 6.A 7.A 8.C 9.D 10.A

三、X 型题

1.ABCDE 2.BCDE 3.ABCD 4.ABD 5.ABD 6.ABCE 7.ABCDE 8.ABCD 9.ACDE 10.AD

四、判断题

1.× 2.√ 3.√ 4.√ 5.√

五、填空题

1. 晦暗，暴露
2. 湿邪困阻气机
3. 津液的盈亏，输布
4. 柔和有力，节律整齐
5. 气滞证，气逆证

六、名词解释

主诉：是患者就诊时最感痛苦的症状、体征及其持续时间。

假神：指重病、久病患者，突然出现症状短暂“好转”的现象，是临终前的预兆。

表证：指六淫等外邪经皮毛、口鼻侵入人体，正气抗邪于外而表现的轻浅证候。

里急后重：指腹痛窘迫，时时欲便，肛门重坠，便出不爽，见于痢疾，是大肠湿热所致。

肾精不足证：指因肾精亏少，导致生长发育迟缓，生殖机能低下及早衰所表现的证候。

七、简答题

1. 亡阴证，亡阳证，气脱证，血脱证等。（共 2 分）

2. 自汗指醒时经常汗出，活动后尤甚的症状，常兼见神疲乏力、少气懒言或畏寒肢冷等症状，多见于气虚证和阳虚证。（1.5 分）

盗汗指睡时汗出，醒则汗止的症状，常兼见潮热、舌红少苔、脉细数等症状，多见于阴虚证。（1.5 分）

3. 两证均有干咳或痰少、质黏难咯、甚则咯血、口舌咽喉干燥等表现。（1 分）

两证的主要区别在于病因属内伤外感、病程的长短，以及有无阴虚内热证或燥邪犯表证。（1 分）

肺阴虚证多为内伤久病，肺津受损，虚热内生所致，属内燥；必兼颧红、潮热盗汗、五心烦热、脉细数等阴虚内热证候。（1.5 分）

燥邪犯肺证为新病外感，发生于秋季，因燥邪犯肺，肺卫失宣所致；兼发热微恶风寒、头痛、苔薄、脉浮等表证。（1.5 分）

八、论述题

湿热证：常发生于脾胃、肝胆、大肠、膀胱，常见身热不扬、渴不多饮、小便短黄、舌红苔黄腻、脉滑数等表现。（2 分）

脾胃湿热证：脾胃纳运升降失司为主要病机，以脘腹痞满、口腻纳呆、腹胀便溏等为特征。（2 分）

肝胆湿热证：肝胆疏泄失常为主要病机，以胁肋胀痛灼热、腹胀纳少、口苦厌油腻或身目发黄等为特征。（2 分）

大肠湿热证：大肠传导失职为主要病机，以腹痛、里急后重、黏液脓血便或暴注下泻或便下黄糜、气味臭秽、肛门灼热等为特征。（2 分）

膀胱湿热证：膀胱气化失司为主要病机，以小便频急涩痛、尿黄短赤、小腹胀满等为特征。（2 分）

九、病例分析题

主诉：头痛、眩晕 5 年余，加重半个月。（2 分）

八纲辨证：里证，虚实错杂证，热证，阳证。（2 分）

脏腑辨证：肝阳上亢证。（2 分）

机理分析：肝肾阴虚，阴不制阳，肝阳偏亢，血随气逆，亢扰于上，故眩晕耳鸣，头目胀痛，面红目赤（1 分）。肝性失柔，则急躁易怒；阴亏阳亢，心神被扰，则失眠多梦（1 分）。肝主筋，肾主骨，腰为肾府，肝肾阴亏，筋骨失养，故腰膝酸软；阴亏于下，阳亢于上，上实下虚，故头重脚轻，步履不稳（1 分）。舌质红，脉弦细数，为肝肾阴亏，肝阳亢盛之征（1 分）。

试卷三参考答案

一、A 型题

1.B　2.D　3.E　4.C　5.B　6.A　7.B　8.A　9.A　10.D　11.C　12.D　13.E　14.C　15.A　16.A　17.A　18.C　19.D　20.D　21.E　22.A　23.E　24.D　25.C　26.C　27.E　28.A　29.E　30.D

二、B 型题

1.B　2.A　3.B　4.C　5.B　6.A　7.B　8.E　9.E　10.A

三、X 型题

1.AE　2.ABCD　3.BCDE　4.ABDE　5.ABDE　6.ACDE　7.ACDE　8.ACDE　9.ABD　10.ABC

四、判断题

1. √　2. √　3. ×　4. ×　5. ×

五、填空题

1. 脾肾阳虚，寒湿壅盛
2. 直接叩击法，间接叩击法
3. 腹胀，便溏
4. 水鼓，气鼓
5. 顺，逆

六、名词解释

六阳脉：两手六脉同等洪大而无病者，称六阳脉，是气血旺盛的表现。

一指定三关：小儿寸口部位短，难以布三指以分三关，常采用一指总候三部诊法，简称“一指定三关”。

大实有羸状：指疾病本质属实证，反见某些虚羸现象。

格阳证：又称真寒假热证，为阳气虚衰，阴寒内盛，逼迫虚阳浮游于上、格越于外，即阴盛格阳。

木火刑金：木火指“肝火”；金指肺。木火刑金指肝火炽盛，循经上扰，肺失宣降，表现为干咳、胸胁疼痛、心烦、口苦、目赤，甚或咯血等症状。

七、简答题

1. 诊，诊察了解（0.5 分）；断，分析判断（0.5）。诊断即通过对患者的询问、检查，以掌握病情资料，进而对患者的健康状态和病变本质进行辨识，并做出概括性判断（2 分）。（共 3 分）

2. 咳嗽，气喘（0.5 分），胸痛（0.5 分），气息灼热（0.5 分），咽喉红肿疼痛（0.5 分），发热（0.5 分），口渴（0.5 分），小便短赤，大便秘结（0.5 分），舌红苔黄，脉数（0.5 分）。（共 4 分）

3. 触、摸、按三法的区别表现在指力轻重不同（1 分），所达部位浅深有别（0.5）。触法用手轻轻接触皮肤（0.5）；摸法则稍用力达于肌层（0.5）；按法是重指力诊筋骨或腹腔深部（0.5）。（共 3 分）

八、论述题

肝郁脾虚证指肝失疏泄，脾失健运（1 分），以胸胁胀痛、腹胀、便溏、情志抑郁等为主症的证候（2 分）。肝胃不和证指肝气郁结，横逆犯胃，胃失和降（1 分），以脘胁胀痛、嗳气、吞酸、情绪抑郁及气滞症状为主要表现的证候（2 分）。

共同点：均有胁肋胀痛、情绪抑郁、脉弦等肝气郁滞证候表现（2 分）。

不同点：前者伴有纳少、腹胀、便溏等脾虚症状（1 分），后者伴有胃脘胀痛、嗳气、吞酸等胃气不舒或上逆症状（1 分）。

九、病例分析题

主诉：咳嗽伴发热 2 天，加重 1 天（2 分）。

八纲：表证，实证，热证，阳证（2 分）。

脏腑辨证诊断：风热犯肺证（2 分）。

机理分析：汗出当风，风热犯肺，肺失清肃而致病（1 分）；咳嗽，咯痰黄稠，鼻塞流涕，口微渴，咽喉红肿热痛，为风热犯肺，肺失清肃（1 分）；发热，微恶寒，少汗，为风热袭表，卫气失和（1 分）；舌尖红，苔薄黄，脉浮数，为风热犯肺之象（1 分）。

试卷四参考答案

一、A 型题

1.B　2.D　3.D　4.D　5.B　6.D　7.D　8.A　9.A　10.A　11.E　12.D　13.C　14.A
15.A　16.C　17.E　18.C　19.E　20.B　21.E　22.B　23.A　24.B　25.B　26.B　27.B
28.B　29.A　30.D

二、B 型题

1.A　2.E　3.B　4.E　5.A　6.B　7.E　8.B　9.D　10.C

三、X 型题

1.ABCDE　2.ABCE　3.BCDE　4.ABD　5.ABCDE　6.AE　7.ABCD　8.ACDE
9.AD　10.ABCE

四、判断题

1. √　2. ×　3. √　4. √　5. √

五、填空题

1.《伤寒金镜录》,《脉经》
2. 心火亢盛，肝胆火盛
3. 总按，中取
4. 脾气虚弱，不能统摄血行
5. 寒滞肝脉，痰气交阻

六、名词解释

除中：指久病之人，本不能食，突然欲食，甚至暴食，是脾胃之气将绝之象。

胖大舌：指舌体较正常舌力大，伸舌满口，多见于脾肾阳虚，或湿热痰饮上溢之证。

平息：指医生在诊脉时保持均匀呼吸，清心宁神，以自己的呼吸时间计算病人的脉搏至数。

亡阳证：指体内阳气极度衰竭而欲脱，以冷汗、肢厥、面白、脉微为主要表现的危重证候。

风水相搏：指风邪外袭，肺卫失宣，水湿泛溢肌肤，以突起头面浮肿及卫表症状为主要表现的证候。

七、简答题

1.“症状”是指病人主观感到的痛苦或不适（0.5 分）;“体征”是指客观能检测出来的异常征象（0.5 分）；证是对疾病过程中所处一定（当前）阶段的病位、病因病性及病势等所作的病理性概括（1 分）。

2. 亡阳证者冷汗淋漓，四肢厥冷，呼吸气微，面色苍白，脉微欲绝（1.5 分）；亡阴证者汗热而黏，手足温热，呼吸短促，面色潮红，脉细数疾（1.5 分）。

3. 若痰稀色白，是外感风寒之征（0.5 分）；痰黄而稠，为外感风热所致（0.5 分）；若痰少而黏，难于咯出，为燥邪犯肺所致（1 分）；痰白滑量多，易于咯出，因脾失健运，湿聚为痰，上犯于肺所致（1分）；痰中带血，色红者，因肺阴亏虚和肝火犯肺，火热灼伤肺络，常见于肺痨、肺络张、肺癌病人（1分）；若吐脓血痰，气腥臭者，多为热毒蕴肺之肺痈（1分）。

八、论述题

肝风内动四证均有眩、麻、抽、颤等动风的表现（2分）。

①肝阳化风证：眩晕欲仆，头摇肢颤，言謇舌强，猝然倒地，半身不遂，常兼头痛项强、腰膝酸软，脉弦细，证属上实下虚证（2分）。

②热极生风证：手足抽搐，颈项强直，角弓反张，两目上视，牙关紧闭，多兼见高热神昏、躁动如狂，舌红，脉弦数，证属里实热证（2分）。

③血虚生风证：手足震颤，肌肉瞤动，关节拘急，四肢麻木，多兼眩晕耳鸣、面白甲淡，舌淡苔白，脉细无力，证属里虚证（2分）。

④阴虚动风证：手足蠕动或瘛疭，常兼潮热、消瘦、咽干，舌红少津，脉细而数，证属阴虚内热证（2分）。

九、病例分析题

主诉：咳嗽短气5年，恶寒身痛2天（2分）。

八纲辨证结论：表证；虚实夹杂证（本虚标实）（1分）。

脏腑辨证结论：肺卫气虚，外感风寒（2分）。

证候分析：患者以咳嗽短气为主症，且伴恶寒身痛，其病位在肺与卫表。病程5年之久，且有神疲气短懒言，舌淡嫩，脉无力，其肺气已虚；但新感恶寒身痛脉浮，乃表实之征，故属本虚标实之证。其病因在内则因久咳久喘肺气亏虚，卫外不固；在外则因脱衣当风，外感风寒所致（5分）。

试卷五参考答案

一、A型题

1.D 2.C 3.C 4.E 5.B 6.B 7.E 8.B 9.D 10.C 11.B 12.C 13.D 14.B 15.C 16.B 17.A 18.D 19.A 20.C 21.A 22.D 23.D 24.B 25.C 26.D 27.A 28.A 29.E 30.A

二、B型题

1.E 2.A 3.E 4.C 5.B 6.C 7.B 8.D 9.E 10.D

三、X型题

1.BD 2.ABCD 3.ADE 4.ACD 5.ABCDE 6.ACD 7.ABCD 8.ABCDE

9.ABC　10.DE

四、判断题

1. √　2. √　3. ×　4. √　5. √

五、填空题

1. 热退津复
2. 不通则痛
3. 里寒证
4. 必要性资料
5. 特征性资料

六、名词解释

战汗：先恶寒战栗，而后汗出的症状（1分）。战汗是疾病过程中正邪抗争的一种表现，多为疾病变化的转折点（1分）。

丹毒：皮肤鲜红成片，色如涂丹，边缘清楚，热如火灼的病症（1分），多由风热、湿热、热毒等所致（1分）。

消谷善饥：又称“多食易饥”，是指食欲亢进，进食量多，易感饥饿的症状（1分），多由胃热炽盛所致（1分）。

大实有羸状：是指疾病的本质为实证，却出现某些“虚羸”的假象（1分），多因大积大聚，导致气血不能畅达所致，如实邪内盛者，出现神情默默不语、身体倦怠等症（1分）。

虚里：“胃之大络，名曰虚里”。虚里位于左乳下第四、五肋间，乳头下稍内侧，为心尖搏动处（1分），察虚里以候宗气（1分）。

七、简答题

1. 辨证是在中医理论指导下（1分），对病人的各种临床资料进行分析、综合（1分），从而对疾病当前的病位与病性等本质做出判断，并概括为完整病名的诊断思维过程（1分）。（共3分）

2. 保持环境安静，避免因环境嘈杂对医生和患者的干扰。注意静心凝神，集中注意力认真体察脉象（1.5分）。选择正确体位，诊脉时避免让患者坐得太低或太高，以保证手与心脏在同一水平（1.5分）。（共3分）

3. 惊悸失眠，胆怯易惊，烦躁不安（1分），犹豫不决，口苦呕恶（1分），胸胁闷胀，眩晕耳鸣（1分），舌红苔黄腻，脉弦数（1分）。（共4分）

八、论述题

证名内容要准确全面，包括病位、病性及病机等内容（2分）；证名要规范精炼，证名用词非常精炼，既是规范的中医术语，又能反映证候本质（2分）；证候变证名亦变，病情变化，可提示病变本质已有差异，故证名诊断也应随之而变（2分）；不受证型拘泥，书本所列各证都是常用的、公认的、规范典型的证，而临床疾病及证候是极其复杂的（2分），故临床诊断不应受到教材证型的局限，而应根据实际证候，实事求是概括出正确的证名（2分）。

九、病例分析题

证候分析：主要病因为痰（1分）。痰证临床表现多端，痰浊阻肺，宣降失常，肺气上逆，则见咳嗽咯痰（2分）；痰浊中阻，胃失和降，导致纳呆泛恶（2分）；痰湿泛于肌肤，则见形体肥胖（2分）；痰蒙清窍，则头晕目眩（1分）；痰湿下注，则白带量多（1分）；舌有齿痕，苔白滑，也属于痰湿内盛之象（1分）。